普通高等教育医药类创新型系列教材

医学机能学实验

杨 梦 刘金萍 主编
张玲华 丁文文 李瑶瑶 屈小芹 副主编

化学工业出版社

·北京·

内容简介

　　《医学机能学实验》是医学专业的必修课程，实验项目涉及生理学、药理学和病理生理学。在此基础上，本教材增加了机能学实验基础知识和大学生创新实验。本教材主要内容包括机能学实验基础知识、生理学实验、药理学实验、病理生理学实验、大学生创新实验五部分，旨在培养学生的动手能力，加深对基础知识的理解和应用，以及提高学生的专业素质和科研创新能力。

　　《医学机能学实验》可供临床医学、口腔医学、护理学、康复治疗学等医学专业的学生使用，也可以作为教研人员的参考用书。

图书在版编目（CIP）数据

　　医学机能学实验/杨梦，刘金萍主编. —北京：
化学工业出版社，2024.1
　　普通高等教育医药类创新型系列教材
　　ISBN 978-7-122-44701-2

　　Ⅰ.①医…　Ⅱ.①杨…②刘…　Ⅲ.①实验医学
Ⅳ.①R-33

　　中国国家版本馆 CIP 数据核字（2023）第 238343 号

责任编辑：褚红喜　甘九林	文字编辑：王聪聪
责任校对：宋　玮	装帧设计：张　辉

出版发行：化学工业出版社
　　　　　（北京市东城区青年湖南街 13 号　邮政编码 100011）
印　　　装：三河市延风印装有限公司
787mm×1092mm　1/16　印张 11¼　字数 292 千字
2024 年 3 月北京第 1 版第 1 次印刷

购书咨询：010-64518888　　　　　售后服务：010-64518899
网　　址：http://www.cip.com.cn
凡购买本书，如有缺损质量问题，本社销售中心负责调换。

定　　价：50.00 元

《医学机能学实验》编写组

主　编： 杨　梦　刘金萍

副主编： 张玲华　丁文文　李瑶瑶　屈小芹

其他编写人员： 王　莉　陈　蓉　潘伶俐　司明东

严婉煜　黄文莉　刘君丽

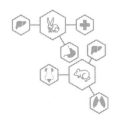

前　言

　　随着我国高等教育的发展和改革，形成了复合型、创新型、应用型、技能型等高校人才培养体系。其中，创新型人才的培养尤为重要。科研创新是提高教学质量和提高生产力的第一推动力，但是培养创新型人才的教学内容尚在探索中。而且，根据党的二十大精神，高校思政课程与课程思政协同育人是全面提高人才培养质量的重要路径。因此，编写一本新的医学机能学实验教材，以适应教育发展的新要求，是非常有必要的。

　　机能学实验主要包括生理学实验、药理学实验和病理生理学实验。有一些实验操作难度较大，失败率高，严重阻碍了学生实验的开展。荆楚理工学院基础部的专家在参考国内多本机能学实验教材之后，编写了《医学机能学实验》，力争解决以上问题。

　　本教材的内容特色有以下三个方面。第一，在每个实验中增加了"难点处理"，详细讲解实验操作中的难点，提高实验操作的成功率，激发学生的学习兴趣，提高学生的实践能力和自主学习能力。第二，在内容上添加了与机能学相关的大学生创新实验。在创新型人才培养过程中，让大学生参与教师的科研实验是不可或缺的教学内容。创新能激发学生强烈的好奇心和学习兴趣，不仅可以提高教学质量，还可以培养学生的实验动手能力、严谨的科学态度和拼搏精神。第三，融入课程思政内容，把人道主义精神和尊重生命的理念传递给学生，注重了学生的素质培养。

　　在本教材编写过程中，我们参考了多本机能学实验教材，在此衷心感谢这些教材的作者。由于编者能力有限，本教材难免存在不足之处，希望广大同仁批评指正。

杨梦

2023 年 8 月

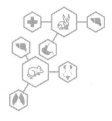

目 录

第三章　药理学实验 ⑩100

第四章 病理生理学实验 （121）

第五章 大学生创新实验 （150）

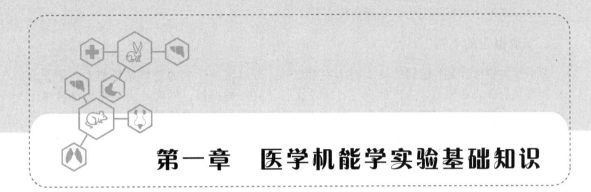

第一章 医学机能学实验基础知识

第一节 绪论

一、医学机能学实验的目的

医学机能学实验包括基础实验和大学生创新实验两部分，其中基础实验包括生理学实验、药理学实验和病理生理学实验。两部分实验的目的有所不同。基础实验的目的是使学生逐步掌握机能学实验的基本操作技术，了解机能学实验设计的基本原则，验证和巩固机能学的基本理论；通过实验使学生逐步提高观察能力、分析能力、独立思考和独立解决问题的能力。大学生创新实验的目的是使大学生参与科研实验，培养学生的自主学习能力和实验动手能力；接触学科前沿知识和动态，激发学生的好奇心和探索欲望，培养学生的创新精神；科研是艰苦的脑力和体力劳动，严谨的科研训练可以培养学生的拼搏精神和严谨的科学态度。

二、实验室守则

为了提高实验课的教学质量，学生必须仔细预习实验指导，了解实验的目的、基本原理、简要的操作步骤和注意事项，并预测实验结果，完成课后作业。在实验课中，每个学生必须严格遵守实验室守则：

（1）保持实验室安静，按照实验老师的指导有序地开展实验。

（2）实验小组各成员团结合作、合理分工，认真操作。

（3）观察实验中出现的各种现象，如实记录，并对引起各种生理现象的原因、意义进行分析与思考。

（4）做好安全防护，防止被动物抓伤和咬伤，避免被手术器械刺伤和割伤。

（5）爱护公共财物，注意节约各种实验用品。

（6）爱护实验仪器，严格按照要求使用仪器设备。

（7）保持实验室清洁整齐，及时清除污物。

在实验之后，要遵守以下守则：

（1）实验完毕后，严格按照要求关闭仪器设备，并填写使用记录。

（2）将手术器械擦洗干净，清点数量，放回原处，如有损坏和丢失，及时向实验员报备登记。

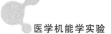

（3）按照要求处理动物尸体。

（4）安排小组打扫卫生，经教师检查后才能离开实验室。

三、实验报告的书写

书写实验报告是实验课的基本训练内容之一，可以培养学生的逻辑思维能力、综合分析能力和语言表达能力，为日后撰写科研论文打下良好的基础。同时，实验报告是教师了解学生实验课学习情况的主要资料，是评价实验教学效果的主要依据，并为实验教学改进提供参考。所以应该严格要求学生认真完成实验报告，并上交指导老师评阅。

1. 实验报告的格式与内容

实验报告的格式和内容如表1-1所示。

表1-1 医学机能学实验报告

学科_____ 实验（ ） 姓名_____ 班级_____
一、实验题目：
二、实验原理：
三、实验用品：
四、操作步骤：
五、实验结果：
六、讨论与小结
实验时间_____ 气候_____ 批阅时间_____ 成绩_____
批阅老师_____

2. 实验报告的书写要求

（1）完整填写实验报告有关项目，字迹规整，文字精练。

（2）实验原理要求简洁明朗，重点突出。

（3）实验用品应写清动物名称，写明主要仪器、器材和药品。

（4）突出主要操作步骤与过程，突出实验处理、记录方法和观察指标等。

（5）实验结果要真实可靠，图形、表格要简单明了。

（6）结果分析要理论与实验结合，根据所学的理论知识，对实验结果进行科学分析和解释，并判断实验结果是否符合预期。如果出现非预期的结果，应分析其可能的原因。

（7）讨论与小结要以实验结果为依据，最终归纳出具有代表性的实验结果或推论，并提出自己的见解和依据。

3. 实验结果的处理和表示方法

（1）实验结果包括实验过程中观察到的现象、记录曲线、数据等，这些结果一般称为原始资料（包括计量资料和计数资料）。

（2）实验期间一定要认真观察、检测和记录实验结果。

（3）实验结束后应及时对原始记录进行整理分析，不论是预期结果还是非预期结果，均应实事求是地整理表达。

（4）实验结果可分成数据资料和图形资料。

数据资料是以正确的单位和数值来定量地表示实验结果，一般用统计表或统计图进行统计。统计表常用三线表格形式来表示。实验项目一般置于表格首列，由上而下排列；观察指标一般按时间顺序或主次顺序置于表格首行，从左到右排列。统计图可以是曲线图、柱状图或比例图等。

图形资料主要有各类记录曲线、心电图等，要做好标记，较长的曲线图在不漏掉有意义的曲线部分前提下可适当裁剪粘贴。

（5）实验结果一般以科学研究论文的形式表述出来，因此，学生一定要学会撰写实验报告。

第二节　BL-420I 信息化集成化信号采集与处理系统

生物信号采集系统是机能学实验常用的重要仪器。BL-420I 信息化集成化信号采集与处理系统采用一体化设计原则，同时集成了可移动实验平台、生物采集系统、呼吸系统、测温系统、照明系统以及同步演示系统，实现了实验数据、报告处理无纸化，实验信息化管理，能获取更客观、全面的实验数据，可运用于生理学、药理学、病理生理学等实验。

一、主要功能特点

（1）一体化集成设计，万向脚轮配套可伸缩的支撑脚，可移动和固定。

（2）自动识别接入设备，自动采集环境信息。系统能自动识别任意物理通道连接的传感器类型，同时在仪器面板和软件界面上有具体传感器类型和参数提示。

（3）自动统计实验设备使用情况。

（4）通过物理拓展器，拓展为多通道采集器。任意一个物理采样通道可扩展至 8 个实际数据采样通道，总计可进行 32 通道数据同时采样，并可对各个通道参数进行调节。如在一个物理通道上连接无线人体生理信号仪，该物理通道可同时采集体位、心电、呼吸、肺活量、脉搏、血氧、收缩压、舒张压等 8 个信号。

（5）具有无线传输数据功能，不受信号线束缚。

（6）支持实验数据和报告的上传、下载、批阅，可配套 NEIM-100 实验室信息化管理系统使用。

（7）实时数据和反演数据均可实现监听功能。

二、BL-420I 系统硬件

BL-420I 系统硬件分为内置和外置两种。内置硬件需要安装在 BL-420I 集成化信号采集与处理系统中。外置硬件通过 USB 接口和数据线与计算机相连。它可分为四个部分：上部、侧面板、中间面板和下部（图 1-1）。

1. 上部结构

上部结构包括以下 3 部分（图 1-2）：

（1）显示系统　显示器长 47.60cm，宽 26.77cm，配万向显示器支架。显示器高度调节幅度 270mm，最低距实验台面 530mm。显示器可左右旋转，上下倾斜。

（2）摄像系统　配摄像万向支架，1080P 高清摄像头，30 倍光学变焦；使用时，先打开摄像头的盖子，设

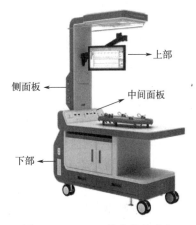

图 1-1　BL-420I 信息化集成化
信号采集与处理系统

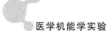
录像时间；然后在电脑显示屏上依次点击"视频录像""其他录制""保存""开始录像"；录像结束之后，点击"停止其他录像"，点击"播放"即可观看。

(3) 照明系统　4×10W，自然光 LED 灯，色温 3000K，角度可调，多个开关。

2. 侧面板结构

按照从左到右、从上到下的顺序介绍 BL-420I 系统外置硬件侧面板结构（图 1-3）。

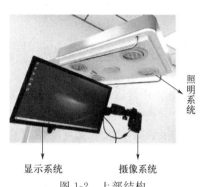

图 1-2　上部结构

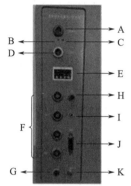

图 1-3　侧面板结构
A—刺激输出接口；B，C—刺激输出指示灯；
D—记滴输入接口；E—信息显示屏；
F—8 芯生物信号输入接口；G—电源开关；H—接地柱；
I—监听输出；J—全导联心电输入口；K—肛温传感器接口

(1) 刺激输出接口　将刺激输出线的圆形接头连接到 BL-420I 系统硬件的刺激输出接口（图 1-3，A），另一端连接到生物体需要刺激的部位。

(2) 刺激输出指示灯　有电刺激输出时左面绿色灯亮（图 1-3，B）。

(3) 刺激输出指示灯（闪电图标）　切换成粗电压右侧红灯亮（图 1-3，C）。

(4) 记滴输入接口　将刺激输出线的圆形接头连接到 BL-420I 系统硬件的刺激输出口（图 1-3，D），另一端连接到记滴器。

(5) 信息显示屏　显示系统基本信息，包括温度、湿度及大气压等（图 1-3，E）。

(6) CH1、CH2、CH3、CH4　8 芯生物信号输入接口（可连接信号引导线、各种传感器等，4 个通道的性能指标完全相同）。将信号输入线圆形接头连接到 BL-420I 系统硬件信号输入口，另一端连接到信号源，信号源可以是心电、脑电或胃肠电等电信号（图 1-3，F）。

(7) Power　电源开关（图 1-3，G）。

(8) 接地柱　排除环境电磁干扰（图 1-3，H）。

(9) 监听输出（耳机图标）　用于输出监听声音信号，某些电生理实验需要监听声音。连接电喇叭的输入线（图 1-3，I）。

(10) 全导联心电输入口　用于输入全导联心电信号。将全导联心电线的方形接头连接到 BL-420N 系统硬件的全导联输入口，另一端连接到动物的不同肢体处（红—右前肢，黄—左前肢，绿—左后肢，黑—右后肢）（图 1-3，J）。

(11) 肛温传感器接入口　测量并显示（精度 0.1℃），配专用小动物肛温传感器（图 1-3，K）。

3. 中间面板结构

按照从上到下、从左到右的顺序介绍 BL-420I 系统外置硬件中间面板结构（图 1-4）。

(1) 接口　包括呼吸口和潮气输出。

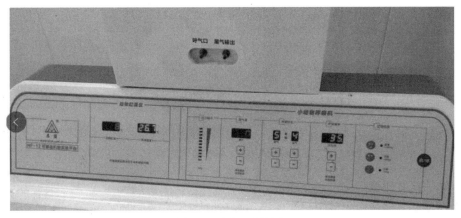

图 1-4　中间面板结构

（2）动物肛温仪显示区　包括动物肛温和环境温度。

（3）小动物呼吸显示区　包括压力指标、潮气量、呼吸时比、呼吸频率、动物选择五个功能区。

4. 下部结构

下部结构包括两部分：侧面结构和后面结构（图 1-5）。

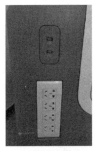 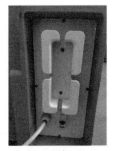

(a) 侧面结构　　　　　　　(b) 后面结构

图 1-5　下部结构

（1）侧面结构　电插座和 USB 插口 [图 1-5(a)]。

（2）后面结构　总电源开关和电源线 [图 1-5(b)]。

5. 仪器启动和关闭

（1）仪器启动　先连接下部的电源线和电源，打开总电源开关，再按下侧面板结构的电源，最后打开电脑。

（2）仪器关闭　先关闭电脑，再按下侧面板结构的电源，然后关闭总电源开关，拔掉电源线。

仪器启动和关闭的操作过程正好相反。

三、BL-420N 生物信号采集与分析系统软件

BL-420N 系统硬件启动完成后，双击桌面"BL-420N 生物信号采集与分析系统"图标 [图 1-6(a)]，启动 BL-420N 系统软件。如果 BL-420N 系统硬件和软件之间通信正确，则 BL-420N 系统软件顶部功能区上的"开始"按钮变得可用，否则"开始"按钮为灰色，不可用 [图 1-6(b)]。

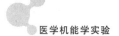
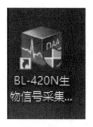

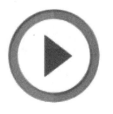

(a) 系统软件　　　　　　　(b) "开始" 按钮

图 1-6　BL-420N 系统软件启动

1. 软件主界面介绍

BL-420N 系统软件主界面中包含 4 个主要的视图区，分别为功能区、波形显示区、文件视图区以及信息视图区。

（1）功能区　是 BL-420N 系统主界面顶部的功能按钮选择区域，功能区相当于把传统软件中的菜单栏和工具栏合二为一。整个功能区共有 7 个栏目，分别是开始、实验模块、实验报告、网络、多媒体、工具和帮助（图 1-7）。

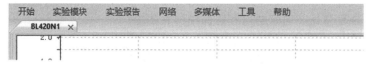

图 1-7　BL-420N 系统软件功能区

功能区的"开始"栏为用户提供最常用的功能，包括 6 个功能分类，即文件、视图、添加标签、信号选择、控制和实验报告。

（2）波形显示区　实验过程中显示采集到的波形（图 1-8）。

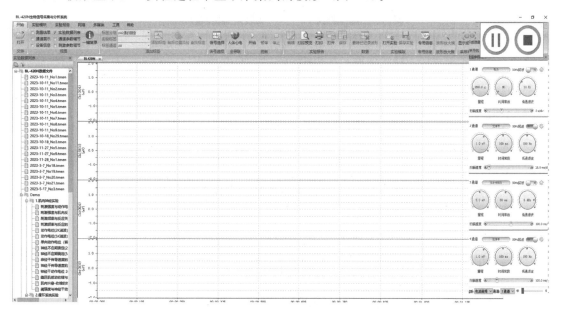

图 1-8　波形显示区、文件视图区和信息视图区

（3）文件视图区　停止实验时，保存数据，左边出现数据文件区（图 1-8）。

（4）信息视图区 包括通道参数调节视图和刺激调节视图（图1-8）。

在BL-420N系统中，除了波形显示区不能隐藏之外，其余视图区均可显示或隐藏；视图区中除顶部的功能区之外，其余视图可以任意移动位置。

2. 开始实验

BL-420N系统软件开始实验的方法有三种，分别是从实验模块开始实验、从信号选择对话框开始实验以及从快速启动"开始"按钮开始实验。

（1）从实验模块开始实验 首先点击功能选择区"实验模块"，然后在下拉菜单中点击相应系统的实验，最后再在下拉菜单中选择具体实验。如点击"实验模块"，选择"循环"，再在下拉菜单中选择"期前收缩-代偿间歇"实验项目（图1-9）。

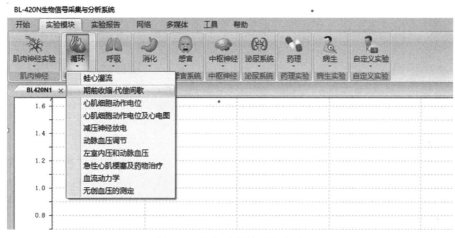

图1-9 从实验模块开始实验

从实验模块启动实验时，系统会自动根据用户选择的实验项目配置各种实验参数，包括采样通道数、采样率、增益、滤波和刺激等，方便快速进入实验状态。实验模块通常根据教学内容配置，因此通常适用于教学实验。

（2）从信号选择对话框开始实验 首先点击功能区"开始"按钮，然后点击"信号选择"按钮（图1-10），系统会弹出一个"信号选择"对话框（图1-11），用户可根据自己的实验内容，为每个通道配置相应的实验参数，这是最灵活的一种实验启动方式，主要适用于科研工作。

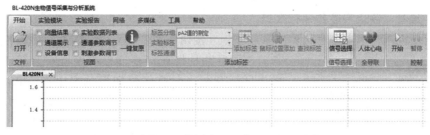

图1-10 功能区开始栏中的"信号选择"功能按钮

（3）从快速启动"开始"按钮开始实验 可以从启动视图中的"开始"按钮快速开始实验，也可以从功能区"开始"菜单栏中的"开始"按钮快速开始实验。这适用于快速打开上一次实验参数。

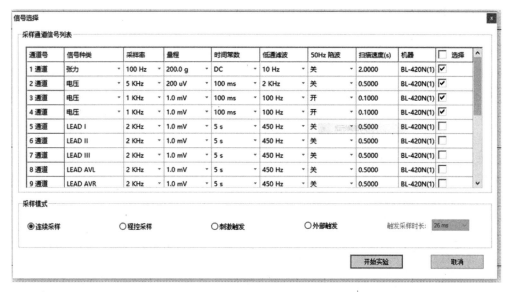

图 1-11　"信号选择"对话框

3. 启动刺激器

在机能学实验中经常会用到刺激器。通过选择功能区开始栏中的"刺激器"选择框可以打开刺激参数调节视图。

刺激参数调节视图从左到右（或从上到下）依次为"启动刺激"按钮、模式选择区、参数调节区和波形示意区 4 个部分（图 1-12）。

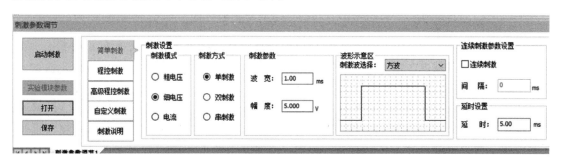

图 1-12　水平方式排列的刺激参数调节视图

4. 暂停实验、停止实验并保存数据

在"启动视图"中点击"暂停"或"停止"按钮（图 1-13），完成实验的暂停和停止操作。"暂停"是指在实验过程中停止快速移动的波形，便于仔细观察、分析停留在显示屏上的一段波形的数据。暂停时，硬件数据采集的过程仍然在进行，但数据不被保存；重新开始时，采集的数据恢复显示并被保存。"停止"是指停止整个实验。当单击"停止"按钮的时候，系统会弹出一个对话框询问是否停止实验，如果确认停止实验则系统会弹出"另存为"对话框，修改文件名后，点击"保存"即保存数据。

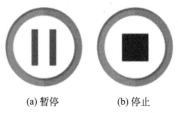

（a）暂停　　　（b）停止

图 1-13　暂停和停止按钮

5. 数据反演

数据反演是指查看已保存的实验数据。有两种方法可以打开已保存的文件：一是在"实验数据列表"视图中双击要打开的文件；二是在功能区的开始栏中先点击"文件"按钮，再选择"打开"命令，最后在弹出的打开文件对话框中选中要打开的文件，然后单击"打开"按钮即可。

BL-420N 系统软件可以同时打开多个文件进行反演，最多可以同时打开 4 个反演文件。

6. 波形显示视图说明

（1）波形显示视图区域的组成　　BL-420N 系统软件波形显示视图是采集到生物信号的主要显示区域，该区域主要由 7 个部分组成，分别为波形显示区、双视分隔条、标尺区、滚动条、顶部信息区、测量信息显示区以及时间坐标显示区（图 1-14）。

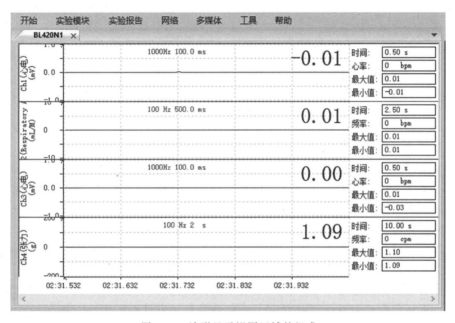

图 1-14　波形显示视图区域的组成

波形显示视图各部分的功能说明见表 1-2。

表 1-2　波形显示视图各部分功能说明

序号	组成部分	功能说明
1	波形显示区	以通道为基础同时显示 1～n 个通道的信号波形
2	双视分隔条	拖动双视分隔条可实现波形的双视显示，用于波形前后对比
3	标尺区	显示通道幅度标尺，幅度标尺用于对信号的幅度进行定量标识
4	滚动条	拖动定位反演文件中波形的位置
5	顶部信息区	显示通道基本信息，包括采样率、扫描速度和测量数据等
6	测量信息显示区	显示通道区间测量的结果
7	时间坐标显示区	显示所有通道的时间位置标尺，以 1 通道为基准

（2）打开或关闭双视系统　　双视分隔条用于打开双视系统，同一生物信号不同时期记录的波形可以分别在两套窗口系统中显示以便于前后对比（图 1-15）。

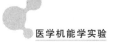

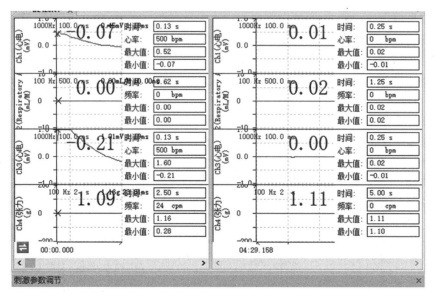

图 1-15　BL-420N 系统软件双视显示

　　打开和关闭双视系统的方式：在双视分隔条上按住鼠标左键，然后左右拖动双视分隔条即可打开或关闭双视系统，也可以调节双视系统的宽度占比。

　　（3）单通道和多通道显示切换　BL-420N 系统可以同时记录 1～n 通道生物信号，n 的最大值为 128（含分析通道）。波形显示视图根据用户选择的记录信号数自动设置相应的通道数，当多个通道同时显示时，每个通道平分整个显示区域，不易进行波形观察。在要观察通道上双击鼠标左键即可在单通道和多通道显示方式之间进行切换。

　　（4）波形的调节　为便于观察，可以对波形进行上下移动、放大和缩小、压缩和扩展。具体方法为：在通道标尺区按住鼠标左键并上下移动鼠标，波形会跟随鼠标的上下移动而移动；将鼠标移动到通道标尺区中，向上滚动鼠标滚轮可放大波形，向下滚动鼠标滚轮可缩小波形，在标尺窗口中双击鼠标左键，波形会恢复到默认标尺大小；将鼠标移动到相应通道的波形显示区，向上滑动鼠标滚轮可扩展波形，向下滑动鼠标滚轮可压缩波形。

　　在某波形通道中向上或向下滑动鼠标滚轮，只影响该通道波形的压缩或扩展；如果在所有通道底部的时间显示区中向上或向下滑动鼠标滚轮，则影响所有通道的压缩或扩展。

　　（5）复制波形　实验完成后，需将记录的有效生理信号波形复制下来粘贴到实验报告中。按住鼠标左键拖动要选中的波形区域，波形选中的同时即被复制到了计算机内存中，然后就可以粘贴到文档或实验报告中进行编辑。

四、常用换能器和电极

（一）常用换能器

　　换能器又称传感器，是将一种能量形式转变为另一种形式的器件。医学生物学常用的换能器是将一些非电信号（如机械、压力、光、温度、化学等变化）转变为电信号，然后输入不同的仪器进行处理。换能器的种类很多，例如：①根据输入物理量可分为张力传感器、压力传感器、速度传感器、温度传感器和气敏传感器等；②根据工作原理可分为电感式、电容式、电阻式和电势式等；③根据输出信号可分为模拟式和数字式传感器；④根据能量转换原理可分为有源式和无源式传感器。本部分主要介绍几种在教学、科研实验中常用的换能器。

1. 换能器的工作原理

机能学实验中常用的张力换能器、压力换能器和呼吸换能器均属于应变式换能器。根据"应变效应"原理，某些导体或半导体材料在外力作用下发生变形时，其电阻会发生改变。将这些材料做成薄的应变片，用这种应变片制成的两组应变元件分别贴于悬梁臂的两侧，作为桥式电路的两对电阻（图1-16）。当外力作用于悬梁臂的游离端并使其发生轻度弯曲时，则一组应变片的一片受拉，一片受压，一端电阻向正向变化，而另一端的变化相反。比如：当悬臂梁受力（如向下），臂梁向下位移变形，贴在悬臂梁上面的应变片受力被拉长，电阻增大；贴在悬臂梁下面变片受压而缩短，电阻减小，电桥平衡被改变，电桥就输出一个电压，这个电压的值与应变片所受

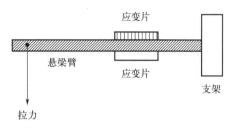

图1-16　张力换能器的基本结构示意图

力的大小成比例，从而将力的变化转换成电桥输出电压的变化，经放大后再经电子测量仪器进行显示和记录。

换能器的灵敏度和量程取决于应变元件的厚度，悬梁臂越薄越灵敏，量程的范围越小。根据量程不同又分为0～10g、0～30g、0～50g、0～100g等几种型号。

2. 常用的换能器

（1）张力换能器　它能将肌肉（骨骼肌、心肌和平滑肌）收缩的张力转换成电信号，以记录肌肉收缩的波形或呼吸运动的波形（图1-17，A）。张力换能器有多种规格，根据被测张力的大小选用合适量程的换能器，常用的有5g、10g、50g和100g等。使用时，一般先将标本的一端固定，在保持标本自然长度的情况下，将标本另一端的结扎线穿过悬梁臂前端的小孔，扎固定后再将张力换能器连接至信号采集与分析系统。

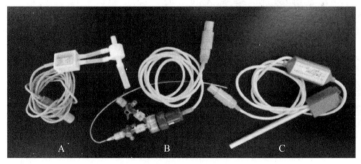

图1-17　常用的换能器
A—张力换能器；B—压力换能器；C—插管式呼吸换能器

使用时注意事项如下：

① 机械-电换能器的应变元件非常精细，使用时要特别小心，实验时不能用猛力牵拉或用力扳弄换能器的悬梁臂，否则会使弹性悬梁臂失去弹性而导致换能器损坏。

② 换能器应水平地安置在支架上，正式记录前，换能器应预热30min，以确保其精度。

③ 张力换能器内部没有经过防水处理，在使用时须避免水和各种溶液进入换能器内部，以防换能器的电路损坏。

（2）压力换能器　它能将各种压力如动、静脉压和心室内压转换成电信号，以记录血

压波、心室内压波。压力换能器前端有两个侧管（分别连有一个三通管），一个是排气管，另一个测压管（图1-17,B）。使用前，先用注射器将肝素生理盐水通过排气管缓慢注入换能器，以排尽换能器和插管内的空气。

使用时注意事项如下：

① 压力换能器在使用时应固定在支架上，不得随意改变其位置，使用前预热30min，待零位稳定后方可进行测量。

② 压力换能器应轻拿轻放，不得碰撞。压力换能器的内部由应变丝构成电桥，应变丝盘绕在应变架上，当应变丝和应变架发生碰撞和振动时，会发生断丝或变形。

③ 换能器在进行测量前，要将两个压力接嘴分别与三通阀接好，不得有泄漏现象，可用压力计先预压2～3次，然后再调整零位基准。

④ 换能器结构中有调零电位器，可以单独调节零点位置，也可与记录仪配合调整。

⑤ 注意将"0"形垫圈垫好，以免漏水。

（3）呼吸换能器　它能将呼吸过程中产生的气压或气体流量转换为电信号，以记录呼吸，分为插管式呼吸换能器和张力换能器。目前常用的是插管式呼吸换能器，由流量头和差压换能器组成（图1-17,C），由于其直接与气管相连，所以测量较准确。通过插管式呼吸传感器可测量动物的呼吸波，也可以测量气体量。

（二）普通金属电极

机能学实验中对组织施加刺激或采集机体电信号时需要用到电极。电极的种类很多，根据安放的位置，可分为体表电极、皮下电极和植入电极等；根据电极的形状，可分为针状电极、片状电极和螺旋电极等；根据电极的尺寸，可分为宏电极和微电极等；根据制作材料的不同，可分为普通金属电极和玻璃电极等。

普通金属电极是由银、铂、镍、不锈钢或钨制成的针形或片状电极，其尺寸一般是毫米级的。为了将其与微米级尺寸的微电极区别，普通金属电极又被称为宏电极。用于刺激的宏电极称为刺激电极；带有保护结构的刺激电极称为保护电极；而引导和记录生物电用的宏电极则称为记录电极。

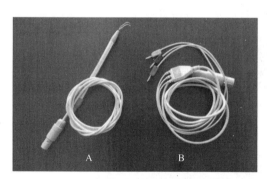

图1-18　常用的电极
A—刺激电极；B—记录电极

（1）刺激电极　刺激离体组织时常用。电极前端的金属丝完全裸露，可直接接触到神经和肌肉等组织以便施加刺激（图1-18,A）。

（2）记录电极　又称为引导电极，能将离子电流转换成电子电流，以进行生物电信号的引导和采集，如神经干动作电位的引导、心电、脑电和肌电的记录等（图1-18,B）。

第三节　常用器械和溶液

一、常用器械介绍

医学机能学实验常用手术器械主要分为普通手术器械和其他专用手术器械。

1. 普通手术器械

普通手术器械包括剪刀、镊子、手术刀、止血钳、持针钳及其他器械。

（1）剪刀　可分为五种：①普通剪刀（粗剪刀）（图 1-19，A），用于剪断蛙与蟾蜍的脊柱或四肢骨骼。②组织剪（图 1-19，B），有直头和弯头、尖头和圆头及大小之分，主要用于剪皮肤和肌肉等组织。③眼科剪（图 1-19，C），常用于剪断神经、血管、输尿管以及心包膜等。④弯剪（图 1-19，D），用于剪线和剪被毛。医学机能学实验中用弯剪来剪动物的被毛。⑤线剪，多为直剪，又分剪线剪和拆线剪，前者用于剪断缝线和敷料等，后者用于拆除缝线（图 1-19，E）。

（2）镊子　分有齿镊和无齿镊两种。前者用于夹持较坚韧的组织，如皮肤、筋膜和肌腱等；后者可用来夹持较脆弱的组织，如皮下组织、脂肪、黏膜和血管等。眼科镊有直、弯两种（图 1-20，A、B），用于夹捏和分离血管、神经等细软组织。此外，在动、静脉插管时，眼科镊还可用来扩张血管切口以便于插管。

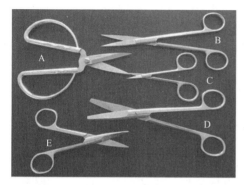

图 1-19　剪刀

A—普通剪刀；B—组织剪；C—眼科剪；D—弯剪；E—线剪

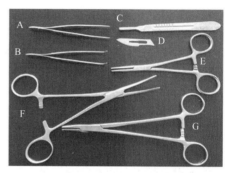

图 1-20　镊子（A，B）、手术刀（C，D）、
止血钳（E，F）、持针钳（G）

（3）手术刀　由刀柄和可装卸的刀片两部分组成（图 1-20，C、D）。安装手术刀刀片时，可用止血钳或持针器夹取刀片的前端背侧，以刀片的缺口对准刀柄凹槽处，顺势向下使刀片的缺口插入刀柄凹槽中［图 1-21(a)］。拆卸手术刀片时，先用止血钳或持针器夹取刀片尾端背侧，轻轻向上抬起，使刀片与刀柄凹槽分离，然后再稍用力向前，将刀片推离刀柄即可［图 1-21(b)］。

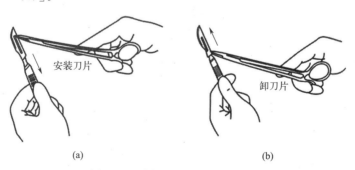

安装刀片

卸刀片

(a)　　　　　　　　　　　　　　(b)

图 1-21　手术刀刀片的安装与拆卸

手术刀主要用于切开皮肤和脏器。执刀方式一般分为四种（图 1-22）。①指压式：是最常用的一种持刀方式，动作范围广而灵活。用力主要集中在腕部，主要用于颈部、胸部和腹部较大的皮肤切口。②执笔式：同规范的拿笔姿势，该法控刀相对灵活。用力主要在手

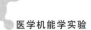

指，可用于短小切口及精细手术，如解剖血管、神经及切开腹膜等。③反挑式：是执笔式的一种转换形式，刀刃向上用于挑开浅表皮肤，可以避免损伤深部组织，常用于浅表脓肿切开等。④握持式：全手握持刀柄，拇指与示指紧捏刀柄刻痕处。此法控刀比较稳定。用力主要集中在手关节，主要用于切割范围广、切口部位深、需用力较大的手术，如截肢、肌腱切开等。

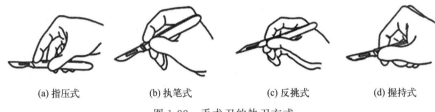

(a) 指压式　　　　(b) 执笔式　　　　(c) 反挑式　　　　(d) 握持式

图 1-22　手术刀的执刀方式

（4）止血钳　又称血管钳，主要用于钳夹血管或出血点，以达到止血的目的，也常用于组织的钝性分离。一般直血管钳（图 1-20，E）主要用于浅表组织的止血，弯血管钳（图 1-20，F）用于深部组织的止血。还有一种蚊式血管钳，为细小精巧的血管钳，适于分离小血管、神经周围的结缔组织以及脏器的止血。血管钳不可夹持皮肤和肠管等，以免组织缺血坏死。止血时只需扣上血管钳的一、二齿即可。开放血管钳的方法：持两个钳环的手指向相反的方向用力即可打开扣住的血管钳。

（5）持针钳　也称持针器（图 1-20，G），结构上与直血管钳相似，但其钳嘴粗短，主要用于夹持缝合针，有时也用于器械打结，不宜用于钳夹组织。夹持缝合针时，以用持针钳夹住缝合针的中、后 1/3 交界处为宜。

持针钳的使用方法有以下三种。①掌握式：也称一把抓或满把握，即用手掌握住持针钳，示指压在持针钳中部。此法容易改变缝合针的方向，操作较方便 [图 1-23(a)]。②指套式：为传统执法，用拇指、环指套入钳环内，以手指活动力量来控制持针钳开闭，并控制其张开与合拢时的动作范围 [图 1-23(b)]。③掌指式：拇指套入钳环内，示指压在钳的前半部作支撑引导，其余三指压住钳环将其固定于手掌中，拇指可控制持针钳的开闭 [图 1-23(c)]。

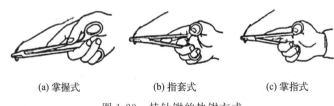

(a) 掌握式　　　　　(b) 指套式　　　　　(c) 掌指式

图 1-23　持针钳的执钳方式

（6）其他　如注射器、手术线和缝合针等。

2. 其他专用手术器械

（1）金属探针　用于破坏蛙类的脑和脊髓（图 1-24，A）。

（2）玻璃分针　用于分离神经和血管等组织（图 1-24，B）。

（3）锌铜弓　用于对蛙神经-肌肉标本施加刺激，以检测其兴奋性（图 1-24，C）。在生理学实验中，锌铜弓是检验标本机能活性最常用且简易的刺激器。由铜片和锌片两种金属制成。最早由 Calvani 创造，故称 Calvani 镊。锌铜弓具有刺激作用，是因为金属与溶液之间产生电位差，即电极电位。

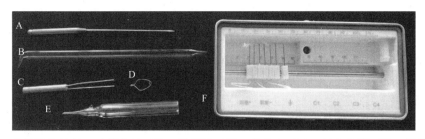

图 1-24 金属探针（A）、玻璃分针（B）、锌铜弓（C）、蛙心夹（D）、蛙心插管（E）、屏蔽盒（F）

（4）蛙心夹 使用时一端夹住心尖部，另一端用手术线连于张力换能器的应变梁上，即可记录蛙心的舒缩活动（图 1-24,D）。

（5）蛙心插管 用于离体蛙心灌流实验（图 1-24,E）。

（6）蛙板 有木质蛙板和玻璃蛙板两种。木质蛙板用于固定蛙或蟾蜍，使用时用蛙钉将蛙的前后足钉在木质蛙板上，以便进行实验操作。玻璃蛙板用于蛙类离体组织标本的制备，如坐骨神经-腓肠肌标本的制备等，将离体标本放在清洁并用任氏液湿润的玻璃蛙板上进行操作，可减轻对标本的损伤，以保持其兴奋性。

（7）蛙钉 用于固定蛙或蟾蜍的四肢，可用大头针替代。

（8）屏蔽盒 用于蛙坐骨神经-腓肠肌标本的固定，屏蔽电干扰（图 1-24，F）。

（9）咬骨钳 打开颅腔和骨髓腔时用于咬切骨质（图 1-25,A）。

（10）颅骨钻 用于开颅时钻孔（图 1-25,B）。

（11）气管插管 一般为"Y"形管。急性动物实验时常插入气管插管以保证呼吸道通畅（图 1-25,C）。

（12）动脉夹 用于夹闭动脉，暂时阻断动脉血流（图 1-25,D）。

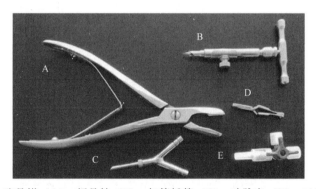

图 1-25 咬骨钳（A）、颅骨钻（B）、气管插管（C）、动脉夹（D）、三通管（E）

（13）插管 包括动脉插管、静脉插管和输尿管插管等。动脉插管可用于采集动脉血，另一端接上压力换能器可记录血压；静脉插管常用于向动物体内注射药液；输尿管插管用于收集尿液、观察不同因素对尿量的影响等。

（14）三通管 可按实验需要调节三通管的阀门以改变液体流动方向（图 1-25,E），便于静脉给药、输液和描记动脉血压。

二、常用溶液配制

稳态是指细胞外液的理化性质如温度、酸碱度、渗透压和各种离子浓度保持相对稳定的状态，是机体进行正常生命活动的必要条件。浸泡离体标本的液体或机体补液时输入体

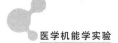

内的液体，均须与内环境中的理化因素近似。生理盐水是与动物机体体液近似的溶液，有适当的离子组成、渗透压和 pH，又称生理溶液。若再添加 K^-、Ca^{2+}、Mg^{2+} 等成分，或者辅以 $NaHCO_3$、NaH_2PO_4 等缓冲剂调节 pH，或者添加葡萄糖以补充能量，可配制成林格液（Ringer's solution，又称任氏液）、洛克液（Locke's solution）、蒂罗德液（Tyrode's solution）等。

（一）机能学实验常用生理溶液及其配制方法

1. 常用生理溶液

（1）生理盐水 0.90％的 NaCl 溶液为哺乳动物用生理盐水，0.65％的 NaCl 溶液为两栖动物用生理盐水。

（2）任氏液 又称林格液，主要用于两栖动物实验。

（3）台氏液 用于哺乳动物的组织实验，特别是小肠实验。

（4）乐氏液 用于哺乳动物心脏、子宫及其离体器官实验，灌注时须于使用前通入氧气 15min。

2. 常用生理溶液成分与含量

常用生理盐溶液的成分及含量见表 1-3。

表 1-3 常用生理盐溶液的成分及含量

成分	任氏液	台氏液	乐氏液	生理盐水	
	两栖动物	哺乳动物（小肠）	哺乳动物	两栖动物	哺乳动物
NaCl/g	6.5	8	9	6.5	9
KCl/g	0.14	0.2	0.42	—	—
$CaCl_2$/g	0.12	0.2	0.24	—	—
$NaHCO_3$/g	0.2	1	0.1～0.3	—	—
NaH_2PO_4/g	0.01	0.05	—	—	—
$MgCl_2$/g	—	0.1	—	—	—
葡萄糖/g	2（可不加）	1	1～2.5	—	—
加蒸馏水至/ml	1000	1000	1000	1000	1000

3. 溶液的常用药品和试剂以及配制方法

（1）常用试剂和常用药品 必须要采用甲类化学试剂（CP 为化学纯，AR 为分析试剂，GR 为特级试剂等）配制生理溶液，最好采用 AR。选用试剂时应注意是否含结晶水。有些强吸湿性试剂（如氯化钙和氯化镁），尽管标明"无水"，但也是不可靠的，应在临用前取出置于烘箱内，加温至 120℃烘干，断电，待冷后称取。常用药品见表 1-4。

（2）配制方法 加入了葡萄糖的溶液不能久置，生理溶液一般现配现用。$CaCl_2$ 单独配成 1mmol/L 的溶液。使用时，再缓慢加入相应溶液，一边搅拌一边逐滴加入，否则将会生成钙盐沉淀。

表 1-4 配制溶液的常用药品

药品名称	分子式	分子量
氯化钠（sodium chloride）	NaCl	58.44
氯化钾（potassium chloride）	KCl	74.55

续表

药品名称	分子式	分子量
氯化钙（calcium chloride）	$CaCl_2$	110.99
二水氯化钙（calcium chloride dihydrate）	$CaCl_2 \cdot 2H_2O$	146.99
氯化镁（magnesium chloride）	$MgCl_2$	95.21
七水硫酸镁（magnesium sulfate heptahydrate）	$MgSO_4 \cdot 7H_2O$	246.37
磷酸二氢钾（potassium dihydrogen phosphate）	KH_2PO_4	136.09
磷酸二氢钠二水合物（sodium dihydrogen phosphate dihydrate）	$NaH_2PO_4 \cdot 2H_2O$	156.01
碳酸氢钠（sodium hydrogen carbonate）	$NaHCO_3$	84.01
一水葡萄糖（glucose monopotassium）	$C_6H_{12}O_6 \cdot H_2O$	198.17
三羟甲基氨基甲烷（Tris）	$C_4H_{11}NO_3$	121.14
乙二胺四乙酸（EDTA）	$C_{10}H_{16}N_2O_8$	292.24

（二）药物浓度的表示方法及溶液配制的计算

1. 药物浓度的表示方法

常用药物浓度的表示方法有三种：百分浓度、比例浓度、摩尔浓度。

（1）百分浓度　是以溶液或固体制剂中所含药物占总体积（质量）的百分比来表示浓度，简写为 $x\%$。百分浓度有以下三种类型。

① 质量浓度：指 100ml 溶液中含药物的质量(g)。例如：0.9% 的生理盐水溶液即为 100ml 的溶液中含有 0.9g 的氯化钠(NaCl)；20% 氨基甲酸乙酯为 100ml 的溶液中含有 20g 的氨基甲酸乙酯；3% 乳酸为 100ml 溶液中含乳酸钠 3mg。常说的药物的百分浓度即质量浓度。

② 质量分数：指每 100g 固体制剂中含药物的质量(g)，适用于固体药物。例如：10% 氧化锌软膏，表示 100g 软膏中含氧化锌 10g。

③ 体积分数：指 100ml 溶液中含药物的体积(ml)，适用于液体药物。例如：75% 乙醇溶液，即为 100ml 溶液中含无水乙醇 75ml。

（2）比例浓度　即药物的质量（以克或毫克计）与溶液的体积比，常用于表示浓度较低的溶液。例如：1∶5000 高锰酸钾溶液，表示 5000ml 溶液中含高锰酸钾 1g；1∶10000 肾上腺素溶液，表示 0.01% 肾上腺素溶液，即 1000ml 溶液中含 0.1mg 肾上腺素；1∶1000 肾上腺素溶液，表示质量浓度为 1g/L 的肾上腺素溶液，即 1000ml 溶液中含 1g 肾上腺素。

（3）摩尔浓度　即物质的量浓度，指 1L 溶液中所含溶质的物质的量，单位为 mol/L。例如：0.1mol/L NaCl 溶液，表示 1L 溶液中含 0.1mol NaCl，即 5.844g NaCl（NaCl 分子量为 58.44）。

2. 溶液配制的计算

配制溶液的方法有三种：用纯药配制溶液、用含结晶水化合物配制溶液、用浓溶液配制稀溶液。无论用哪种方法配制溶液，都应遵循"配制前后溶质的量不变"的原则。

（1）用纯药配制溶液

$$所需药量 = 所需溶液量 \times 所需浓度$$

例如：配制 1∶5000 的高锰酸钾溶液 1000ml，需要多少高锰酸钾？

代入公式：需要高锰酸钾量 $= 1000 \times (1/5000) = 0.2(g)$。

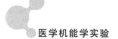

（2）含结晶水化合物与不含结晶水化合物的换算

$$W/X = M/M_{H_2O}$$

式中，W 为无水物质的质量，X 为含结晶水物质的质量，M 为无水物质的摩尔质量，M_{H_2O} 为含结晶水物质的摩尔质量。

例如：若配制溶液需无水 $CaCl_2$（分子量为 110.99）2g，那么需要二水氯化钙（$CaCl_2 \cdot 2H_2O$，分子量为 146.99）多少克？

代入公式：$2/X = 110.99/146.99$，得 $X \approx 2.65(g)$

（3）用浓溶液配制稀溶液

例如：如何用 95％乙醇溶液配制成 75％乙醇 100ml。根据稀释前后溶液中溶质的量不变的原则，应用公式 $C_1 \times V_1 = C_2 \times V_2$（$C_1$、$C_2$ 为溶液稀释前后溶质的浓度，V_1、V_2 为溶液稀释前后溶液的体积），得：$95％ \times V_1 = 75％ \times 100$，$V_1 = 78.9ml$。取 95％乙醇 78.9ml，加蒸馏水稀释至 100ml，即成 75％乙醇。

第四节　实验动物

一、实验动物的伦理与福利

实验动物（experimental animal）是根据科学研究的需要，在特定的人工环境下饲养和繁殖，特定控制了其携带的微生物，可替代人类生命现象研究的遗传背景明确和来源清楚的一类动物。实验动物是医学专业开展实验教学及科学研究的基本条件。

根据党的二十大精神，高校思政课程与课程思政协同育人，是全面提高人才培养质量的重要路径。所以在实验过程中，我们应坚持人道主义原则，树立人性化的实验精神，尽可能减少对动物的伤害，减轻它们的痛苦，避免动物因恐惧和疼痛而剧烈挣扎，培养学生的仁爱之心，实现人性化的实验教学模式。

1. 概述

联合国于 1979 年将每年的 4 月 24 日定为"世界实验动物日"，"世界实验动物日"前后一周则被称为"实验动物周"，旨在倡导人道地开展动物实验；中华人民共和国国家质量监督检验检疫总局和中国国家标准化管理委员会于 2018 年联合发布了《实验动物　福利伦理审查指南》（GB/T 35892—2018）以规范落实实验动物的伦理和福利。

教学和科研人员应善待实验动物，遵守国际上公认的"3R"原则，即实验动物的减少（reduction）、替代（replacement）和优化（refinement）。

减少是指如果某一研究方案中必须使用实验动物，同时又没有可行的替代方法，则应把使用动物的数量降低到实现科研目的所需的最小量。

替代是指使用低等级动物代替高等级动物，或不使用活着的脊椎动物进行实验，而采用其他方法达到相同的实验目的。

优化是指通过改善动物设施、饲养管理和实验条件，精选实验动物、技术路线和实验手段，优化实验操作技术，尽量减少实验过程对动物的损伤，减轻动物遭受的痛苦和应激反应，使动物实验得出科学的结果。

2. 善待实验动物的基本要求

根据我国 2017 年修订版《实验动物管理条例》以及 2006 年发布的《关于善待实验动物的指导性意见》，善待实验动物的基本要求和措施有：

① 实验动物应免遭饥渴、不适和疾病，应为其提供清洁、舒适的生活环境，提供充足的、保证健康的食物和饮水，保证动物能够实现自然行为，受到良好的管理与照料。

② 在实验过程中，应将动物的惊恐和疼痛减少到最低程度。如在抓取动物时，应方法得当、态度温和、动作轻柔，避免引起动物的不安、惊恐、疼痛和损伤，不得戏弄或虐待实验动物。

③ 在对实验动物进行手术时，须进行有效麻醉。术后恢复期应根据实际情况进行镇痛和有针对性的护理及饮食调理。

④ "保定"（即为使动物实验或其他操作顺利进行而采取适当的方法或设备限制动物行动的操作）实验动物时，应遵循"温和保定、善良抚慰、减少痛苦和应激反应"的原则。"保定"器具应结构合理、规格适宜、坚固耐用、环保卫生、便于操作。在不影响实验的前提下，对动物身体的强制性限制程度宜减少到最低。

⑤ 在实验过程中，选择动物表现疼痛和压抑的较早阶段为实验的终点，即"仁慈终点"，避免延长动物承受痛苦的时间。

⑥ 处死实验动物时，须按照人道主义原则实施"安死术"，如空气栓塞法、急性大失血法和注射麻醉法等，不得使用夹闭气管的方法使动物窒息而死亡。处死现场不宜有其他动物在场。确认动物死亡后，方可妥善处置尸体。

二、常用实验动物的介绍

（一）实验动物的分类

实验动物可按微生物学控制标准和遗传学控制原理分类，详述如下。

1. 按微生物学控制标准分类

根据微生物控制标准或微生物净化的程度，通常将实验动物分为四个等级：一级，普通动物（conventional animal，CV animal）；二级，清洁动物（clean animal，CL animal）；三级，无特定病原体动物（specific pathogen free animal，SPF animal）；四级，无菌动物（germfree animal，GF animal）和悉生动物（gnotobiotic animal，GN animal）。

（1）普通动物　又称常规动物，为一级实验动物。在开放的卫生环境中饲养、未经严格的微生物控制、不携带人畜共患病和动物烈性传染病病原体的动物。外观健康，主要器官无病灶。普通动物对实验的反应性较差，但因价格低廉，常用于教学实验，不适用于科学研究实验。

（2）清洁动物　亦称最低限度疾病动物（MOA），必须饲养于半封闭环境中。为二级实验动物。不携带普通动物应排出的病原体、对动物危害大和对科学研究干扰大的病原体的动物。清洁动物除外观健康无病外，显微镜检查应无二级微生物病原体病变，此类动物适宜用作短期和部分科学研究，其敏感性和重复性较好。

（3）无特定病原体动物　为三级实验动物，指机体内无特定的微生物和寄生虫存在的动物。实际上就是无传染性疾病的健康动物。必须对其饲养环境、饮水、饲料、垫料、笼具等进行灭菌处理，严格按操作程序进行饲养。显微镜检查无二、三级微生物病原体的病变。这类动物是目前使用最广泛的实验动物，适用于多种科学实验，但因其繁殖与饲养条件复杂，价格昂贵，故不适用于教学实验。

（4）无菌动物和悉生动物　为四级实验动物。无菌动物是指机体内外均无任何微生物或寄生虫的动物，是在特定环境中人工培育的动物，自然界中并不存在。悉生动物也称已知菌动物，是指在无菌动物体内植入已知微生物的动物，必须饲养于隔离系统中。根据植

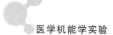

入无菌动物体内菌落数目的不同，悉生动物可分为单菌、双菌、三菌和多菌动物。

2. 按遗传学控制原理分类

（1）近交系动物（inbred strain animal） 一般称之为纯系动物，是采用兄妹或亲子交配，连续繁殖 20 代以上而培育出来的纯品系动物（多以小鼠为代表）。其特点是：动物个体之间有相同的遗传组成、遗传特性，对实验反应具有一致性，实验数据一致性高；动物个体之间组织相容性、抗原一致性强，异体移植不产生排斥反应，是组织细胞和肿瘤移植试验中的理想动物；各近交系都有各自明显的生物学特点，如先天性畸形、高肿瘤发病率等，可广泛应用于这些医学研究领域；同时使用各近交系动物不仅可分析不同遗传组成对某项实验的不同反应与影响，还可观察实验结果是否具有普遍性。

（2）突变系动物（mutant strain animal） 指保持有特殊的突变基因的品系动物，即正常染色体的基因发生变异、具有各种遗传缺陷的品系动物。在小鼠和大鼠中，通过自然突变和人工定向突变，已培育出很多突变系动物。尤其像无毛、无胸腺的裸鼠已成为生物医学研究领域中重要的实验动物，广泛应用于肿瘤等研究。

（3）杂交群动物（hybrid colony animal） 也称为杂交一代动物或系统杂交动物，指两个近交品系动物之间进行有计划交配所获得的第一代动物，简称 F1 动物。F1 动物具有遗传和表型上的一致性，具有杂交优势和杂合遗传组成等。某些 F1 动物可作为疾病研究的模型（如 C3HXIF1 为肥胖病和糖尿病的模型）。

（4）封闭群动物（closed colony animal） 又称为远交系动物，是指一个动物种群在 5 年以上不从外部引进其他任何品种的新血缘，由同一血缘品种的动物进行随意交配、繁殖的动物群。其遗传组成具有很高的杂合性、较强的繁殖力和生存力，突变种所携带的突变基因通常导致动物在某方面异常，从而可成为医学研究的模型。

（二）实验动物的选择

机能学实验主要以实验动物及其组织标本为研究对象，根据不同的实验目的选择相应的种系和个体实验动物，是获得可靠实验结果的保证。

1. 实验动物的选择原则

① 与人类生理机能近似的原则，即选用与人的结构、功能、代谢及疾病特点相似的实验动物。医学科学研究的根本目的是要解决人类疾病的防治问题。因此，动物的种系是选择实验动物时应优先考虑的问题。

② 动物标准化的原则，即选用经遗传学、微生物学和营养学等方面严格控制而培育出来的标准化实验动物。医学科研实验中的一个关键问题，就是怎样使动物实验的结果可靠、可重复和有规律，从而得出正确的结论。因此，选用标准化实验动物才能排除实验动物遗传不平衡、个体差异所导致的结果不一致，才能避免因实验动物携带微生物和寄生虫而对实验结果造成的影响。

③ 解剖生理特点符合实验目的和要求的原则。这是保证实验成功的关键。某些实验动物具有某些典型的解剖和生理特点，如家兔的主动脉神经在其颈部有很长一段自成一束，因此研究主动脉神经常选用家兔，以便于实验操作，利于实验观察，从而提高实验成功率。

④ 选择不同种系要满足实验研究需要的原则。

⑤ 选用易养、易繁殖、易获得并符合经济节约原则的实验动物。

2. 实验动物种系的选择

不同种系的动物对不同的刺激和致病因素的敏感性和反应性不同，根据不同的实验目的，选择使用相应的种属和品系是实验成功的关键。如豚鼠易于致敏，常用于过敏反应

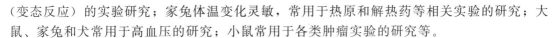

（变态反应）的实验研究；家兔体温变化灵敏，常用于热原和解热药等相关实验的研究；大鼠、家兔和犬常用于高血压的研究；小鼠常用于各类肿瘤实验的研究等。

3. 实验动物个体的选择

同一种系的实验动物，对同一刺激因素的反应存在个体差异。造成这种个体差异的原因与年龄、性别、生理状态和健康状况等有关。

（1）年龄　年幼动物一般较成年动物敏感。应根据实验目的选用合适年龄的动物，急性实验多选用成年动物，慢性实验最好选用年幼动物。动物年龄可按体重大小来估计，一般情况下，成年小鼠为 20～30g、大鼠为 180～250g、豚鼠为 450～700g、家兔为 2～2.5kg、猫为 1.5～2.5kg、犬为 9～15kg。减少实验动物的年龄差别，可增加结果的可靠性。

（2）性别　不同性别的动物对同一致病因素的反应或对药物的敏感性不同，如给大鼠注射麻醉剂（戊巴比妥钠）时，雌性动物的敏感性为雄性动物的 2.5～3.8 倍。而在心脏缺血再灌注损伤实验中，雄性大鼠比雌性大鼠更容易成功。因此，若实验对性别无特殊要求，可选用雌、雄各半；如已证明性别对实验无影响，可雌、雄不限；如已证明性别对实验有影响，则应选用相应性别的动物进行实验。

实验动物的性别鉴别：

① 青蛙和蟾蜍的性别鉴定：用拇指及示指捏住躯干两侧提起动物时，雄性通常会发出叫声，雌性不会；在雄性蛙的前肢拇指和示指蹼上有棕色或黑色小突起，雌性蛙无；将动物提起时，前肢作怀抱状的是雄性，呈伸直状的为雌性。

② 家兔的性别鉴定：雄兔可见阴囊，两侧各有一个睾丸；用拇指和示指按压生殖器部位，雄兔可露出阴茎；雌兔的腹部可见乳头。

③ 小鼠和大鼠的性别鉴定：雄鼠可见阴囊内睾丸下垂，夏天尤为明显；雄鼠的尿道口与肛门距离较远，雌鼠则较靠近；成熟雌鼠的腹部可见乳头。

④ 豚鼠的性别鉴定：雄性豚鼠在圆孔处露出性器官的突起，而雌性豚鼠则为三角形间隙；另外，成年雌性豚鼠有两个乳头。

（3）生理状态　动物的特殊生理状态，如妊娠和哺乳期时，机体的反应性有很大变化，在个体选择时，应该予以考虑。

（4）健康状况　动物的健康状况对实验结果有直接的影响。动物处于饥饿、寒冷、炎热或疾病等情况下，实验结果很不稳定。

判断哺乳动物健康状况的外部表征有：

① 一般状态：发育良好、眼睛有神、爱活动、反应灵敏。

② 皮肤：无创伤、脓肿和皮癣等。

③ 毛发：皮毛清洁柔软而有光泽、无脱毛、无蓬乱现象，皮肤无真菌感染表现。

④ 头部：眼结膜无充血；眼、鼻和耳部均无分泌物流出；呼吸均匀、不打喷嚏。

⑤ 腹部：不膨大；肛门区清洁，无稀便或分泌物。

⑥ 爪趾：无溃疡和结痂。

（三）常用医学实验动物及特点

1. 蛙类

蛙类主要有青蛙（frog）和蟾蜍（toad）。青蛙和蟾蜍容易获得，离体组织器官实验条件容易达到，是医学实验中常用的动物。在生理学、药理学实验中，蛙类的心脏在离体情况下可长时间、有节律地搏动，所以常用来研究心脏的生理功能、药物对心脏的作用等。蛙类的腓肠肌和坐骨神经可以用来观察外周神经的生理功能，蛙还常用来做脊髓反射弧的

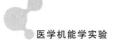

分析等实验。蛙的坐骨神经-腓肠肌标本用于观察药物对神经-骨骼肌接头的影响。腹直肌用于乙酰胆碱与筒箭毒碱的鉴定。

2. 鼠类

（1）小鼠（mouse） 性情温顺，对外来刺激极为敏感，易于大量繁殖且价廉，故应用较为广泛，特别是需要大量动物的实验研究，如药物筛选、半数致死量的测定、药理效价比较，疟疾、血吸虫病及细菌性疾病的研究。

（2）大鼠（rat） 特点与小鼠相似，但体型较小鼠大。大鼠的血压和人类相近，且较稳定，故常选用大鼠进行心血管功能的研究。在抗高血压药的研究开发中，自发性高血压大鼠（SHR）品系是最常采用的实验动物，其垂体、肾上腺系统发达，应激反应灵敏，适用于内分泌研究。

（3）豚鼠（guinea pig） 对组胺很敏感，易致敏。常用于平喘药和抗组胺药的实验；对结核分枝杆菌亦敏感，故也用于抗结核药的研究。此外，还用于离体心脏及肠平滑肌实验，其乳头状肌和心房肌常用于心肌电生理特性及细胞动作电位实验，以及抗心律失常药物作用机制的研究。豚鼠耳壳大，药物易于进入中耳和内耳，常用于内耳迷路等实验研究。

3. 家兔

性情温顺、易饲养，广泛应用于机能学实验教学，如心血管、呼吸系统和中枢神经系统功能的研究，水、电解质和酸碱平衡实验，体温实验及避孕药实验等。

（四）常用实验动物生理常数

常用实验动物生理常数见表1-5。

表 1-5　常用实验动物生理常数

指标	小鼠	大鼠	豚鼠	兔
适用体重/kg	0.018～0.025	0.12～0.20	0.3～0.5	1.5～2.5
寿命/年	1.5～2.0	2.0～2.5	5～7	5～7
性成熟年龄/月	1.2～1.7	2～8	4～6	5～6
孕期/日	20～22	21～24	65～72	30～35
平均体温/℃	37.4	38	39.5	39
呼吸/(次/min)	136～216	100～150	100～150	55～90
心率/(次/min)	400～600	250～400	180～250	150～220
血压/mmHg	133～160	92～118	75～90	59～119
血量/(ml/g)	0.078	0.06	0.058	0.072
红细胞/(10^{12}/L)	7.7～12.5	7.2～9.6	4.5～7.0	4.5～7.0
血红蛋白/(g/L)	100～190	120～175	110～165	80～150
血小板/(10^9/L)	500～1000	500～1000	680～870	380～520
白细胞总数/(10^9/L)	6.0～10.0	6.0～15.0	3.0～12.0	7.0～11.3

注：1mmHg=0.133kPa。

三、实验动物的捉持固定与编号

（一）实验动物的捉持和固定

1. 青蛙或蟾蜍的捉持与固定

对于蟾蜍，先用纱布包住两侧耳部的毒腺，挤压一下，放出分泌物，以免捉持时喷射入眼睛。左手握蟾蜍或青蛙，使其俯卧于手掌中，以食指与中指夹住其前肢，环指与小指握住蛙体（图1-26）。破坏脑脊髓后，使其仰卧于蛙板上，用大头针或蛙腿夹固定四肢。

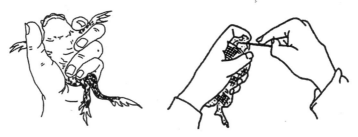

图1-26　青蛙或蟾蜍的捉持与固定

2. 家兔的捉持与固定

右手抓住家兔的颈背部皮肤，将其轻轻提起，用左手托住其臀部，使家兔的身体重量承托于左手中，然后按实验要求加以固定。因家兔的耳朵非常敏感，故不要用抓兔耳的方法来抓取家兔；也不要抓取家兔的四肢，因家兔脚爪锐利，其挣扎时可能会抓伤实验者。麻醉后，将家兔固定在兔手术台上，一般采用仰卧位或俯卧位，前者适用于做颈、胸和腹部位的实验，后者适用于做脑和脊髓部位的实验。取仰卧位时，用粗棉绳拴紧其上门齿，然后绑在实验台铁栓上，以固定头部。取俯卧位时，可选用兔头夹固定。四肢固定方法是：用粗棉绳或布带打好扣结，将活结端缚扎于踝关节上部，前后肢平直置于躯干两侧，将绑扎四肢的粗棉绳或布带分别缚于手术台两侧铁栓上（图1-27）。

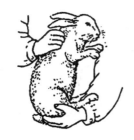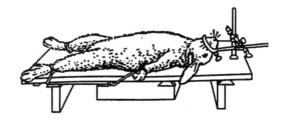

图1-27　家兔的捉持与固定

3. 小鼠的捉持与固定

先用右手抓住鼠尾部将鼠提起，放在粗糙的台面或鼠笼盖上，向后轻拉鼠尾，在其向前爬行时，用左手拇指和示指沿其背部向前迅速捏住小鼠的两耳和颈后部皮肤，使其不能转头，然后将鼠体置于左手掌心中，翻转左手，右手拉住小鼠尾部，将后肢拉直，并以左手环指（无名指）和小指压紧尾部和后肢，使小鼠呈一条直线［图1-28（a）、（b）］。熟练者也可采用左手一手捉取法，先用拇指和示指抓住小鼠尾巴，将其放在粗糙的台面或鼠笼盖上，改用环指和小指夹住鼠尾并向后轻拉，再迅速用拇指和示指沿其背部向前迅速捏住小鼠的两耳和颈后部皮肤，将其固定。抓取时须注意，若用力过轻，小鼠头部能够反转咬伤实验者的手；过分用力则会使小鼠窒息或颈椎脱臼。进行手术时，可使用固定板固定。将麻醉后的小鼠仰卧或俯卧于固定板上，用棉线绳缚住小鼠四肢，线绳另一端系于固定板左右两侧的钉子上；在上颚切齿上栓一线绳，然后系在前方边缘的钉子上，以达到完全固定。取尾血及尾静脉注射时，可将小鼠固定在特制的固定器中，将尾巴留在外面供实验操作。

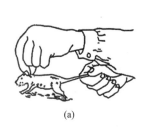 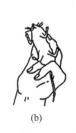 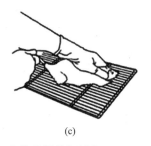 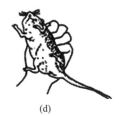

(a)　　　　　　　(b)　　　　　　　(c)　　　　　　　(d)

图 1-28　小、大鼠的捉持与固定

4. 大鼠的捉持与固定

大鼠捉持方法基本与小鼠相同，但最好戴防护手套进行。对体型较大者，应以右手抓住鼠尾，左手戴防护手套，手掌轻靠于鼠背，突然从背部前肢部位向胸部捏住，使其前肢呈交叉状［图 1-28(c)、（d)］。固定其头部防止被咬伤，但也不要用力过大，勿握其颈部，以免窒息死亡。若大白鼠被捉多次仍没有成功，性情会变得异常凶猛，可待其安静后再捉。手术时的固定方法同小鼠，或用特制的固定盒固定。

5. 豚鼠的捉持与固定

豚鼠生性胆小，受惊时，会在笼子内急转，故捉持时要稳、准、快。先用右手掌轻轻扣住豚鼠背部，抓住其肩胛下方，以拇指和示指抓住颈部将其轻轻提起。体重较大或妊娠的豚鼠，可用左手托其臀部（图 1-29）。不能抓其腰腹部，防止造成内脏受损而死亡。固定方法基本同大、小鼠。

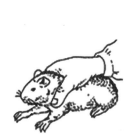 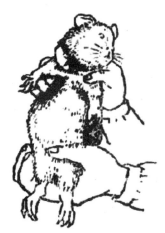

图 1-29　豚鼠的捉持与固定

（二）实验动物的编号

对动物进行编号，有利于个体识别，避免混乱。常用的编号标记方法有染色法、挂牌法和烙印法等。

1. 染色法

此法是实验中最常用、最容易掌握的方法。常用于小型动物如小鼠、大鼠等。用有色化学试剂在动物身体明显处如被毛、四肢等不同部位进行涂染、编号以示区别。常用的编号标记液有 3%～5% 苦味酸溶液（染黄色）、2% 硝酸银溶液（染咖啡色）、0.5% 中性红或品红溶液（染红色）、煤焦油乙醇溶液（染黑色）等。本法的缺点是颜色易消退而导致编号模糊，不适合长期慢性实验。

染色编号的原则是"先左后右，从前到后"。一般左前腿记为 1 号，左腰部 2 号，左后腿 3 号，头部 4 号，背部中央 5 号，尾基部 6 号，右前腿 7 号，右腰部 8 号，右后腿 9 号，不标记为 10 号。若动物编号超过 10，可使用上述两种不同颜色的溶液，即把一种颜色作为个位数，另一种颜色作为十位数，这样可编到 99 号。例如，把红色记为个位数，黄色记为十位数，那么右后腿红斑，头顶黄斑，则表示是 49 号，其余类推（图 1-30）。

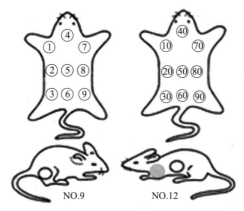

图 1-30　动物编号示意图

此外，还有尾部划痕编号，即以 5 只为单位进行笼养，在鼠笼初级编号基础之上，再用记号笔在老鼠尾巴上画横线，不同笼用不同颜色划痕（图 1-31）。

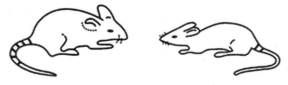

图 1-31　尾部划痕法

2. 挂牌法

此法常用于大动物。将标有编号的金属号码牌固定在实验动物的耳、腿、颈部或笼箱上。挂牌法的缺点是动物抓挠时可能会导致号码牌丢失。

3. 烙印法

此法用得很少。将号码直接烙印在动物的耳、面、鼻和四肢等部位的皮肤上。烙印完成后，再用乙醇溶液为溶剂的染料涂擦，即可清楚读出号码。烙印法对实验动物造成的损伤较轻微，操作时宜轻巧、敏捷。必要时可先行麻醉，以减少动物的痛苦。

四、实验动物的给药

（一）动物给药的剂量

1. 药物剂量的确定方法

动物给药量至关重要，药物剂量太小，作用不明显；剂量太大，可能引起动物中毒致死。通常可以按下述方法确定剂量。

① 粗略地探索中毒剂量或致死剂量，然后选用小于中毒量的剂量为应用剂量，或取致死量的 1/10～1/5 为初始剂量（initial dose）。

② 参考文献提供的相同药物剂量确定应用剂量，或参考化学结构和作用都相似的药物的剂量确定初始剂量。

③ 几个剂量作药物的剂量-效应曲线（dose-effect curve），以获得药物作用的较完整资料，并从中选择适当的剂量为初始剂量。

④ 动物或人的应用剂量进行动物之间及动物与人之间的剂量换算，以确定初始剂量。

剂量确定后，可通过预实验做相应调整，最终确定应用剂量。如在预实验中初始剂量的作用不明显，也没有中毒的表现（体重下降、精神不振、活动减少或其他症状），可以加大剂量再次实验，如出现中毒现象，作用也明显，则应降低剂量再次实验。

2. 药物剂量的计算

动物实验所用药物的剂量，一般按 mg/kg 或 g/kg 计算。应用时需从已知药液浓度换算出相当于每千克注射的药液体积（ml），以便于给药。

例1：小鼠体重 20g，腹腔内注射盐酸吗啡 10mg/kg，药液质量浓度为 1g/L（即 0.1％），应注射多少量（ml）？

计算方法：0.1％ 的溶液每 1ml 含药物 1mg；注射剂量为 10mg/kg 相当的容积即 10ml/kg，而小鼠体重为 20g，换算成千克为 0.02kg，故 10ml/kg×0.02kg＝0.2ml。

例2：家兔体重 2kg，耳缘静脉注射氨基甲酸乙酯 1mg/kg，药物浓度为 20％，应注射多少毫升？

家兔体重 1kg 需注射氨基甲酸乙酯的量为 1mg，注射的药物浓度为 20％，则氨基甲酸乙酯溶液的注射量应为 5ml。现在家兔体重为 3kg，应注射氨基甲酸乙酯溶液的量：5ml×3kg＝15ml。

小鼠常以 mg/10g 计算，换算成体积时也以 ml/10g 计算，较为方便。上例 20g 重小鼠注射 0.2ml，相当于 0.1ml/10g，再计算给其他小鼠药量时很方便。如 30g 小鼠，给 0.3ml，依此类推。

3. 药物剂量的换算

人与动物对同一药物的耐受性是不一样的，动物的耐受性要比人强，动物单位体重的用药量比人要多。动物用药量可查的资料较少，而且动物用的药物种类远不如人用的那么多。因此，在确定动物用药量时，常常要将人的用药量换算成动物的用药量。一般可按下列比例换算：假设人用药量为 1，则小鼠、大鼠为 25～50，兔、豚鼠为 15～20。此外，根据不同种属动物体内的血药浓度和作用与动物体表面积呈平行关系，可以采用人与动物的体表面积计算法来换算。

（1）计算动物体表面积

人体体表面积计算法常用许文生公式，即：

$$体表面积(m^2)＝0.0061×身高(cm)＋0.0128×体重(kg)－0.1529$$

动物体表面积计算法有许多种，可由体重推算体表面积，常用 Meeh-Rubner 公式：

$$A=K×\frac{W^{\frac{2}{3}}}{10000}$$

式中，A 为体表面积，单位为 m^2；W 为体重，单位为 g；K 为常数，随动物种类而不同，其中小鼠和大鼠为 9.1，豚鼠为 9.8，家兔为 10.1，人为 10.6。这样计算出来的体表面积只是一种粗略的估计值，不一定完全符合于每个动物的实测数值。

例如：某利尿药大鼠灌胃按体重给药剂量为 250mg/kg，试粗略估计大鼠灌胃按体表面积给药的剂量。

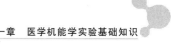

计算方法：实验用大鼠的体重一般在 200g 左右，200g 大鼠灌胃药量是 250mg/kg×0.2kg＝50mg。其体表面积为：$A=9.1×200^{2/3}/10000=0.0311(m^2)$。

药物剂量如果用 mg/m^2 表示，即为：$50mg/0.0311m^2=1608mg/m^2$。

（2）按体重简单折算各类动物间药物剂量

如已知 A 种动物每千克体重给药剂量，欲估算 B 种动物每千克体重给药剂量时，可先查"动物与人每千克体重等效剂量折算系数表"（表1-6），找出折算系数，再按下列公式计算：

$$B 种动物剂量(mg/kg)＝折算系数×A 种动物剂量(mg/kg)$$

例如：已知小鼠对某药的最大耐受量为 20mg/kg（20g 小鼠给药 0.4mg），需折算为家兔给药剂量。查表1-6，A 种动物为小鼠，B 种动物为兔，交叉点折算系数为 0.37，故家兔给药剂量为 0.37×20mg/kg＝7.4mg/kg，1.5kg 家兔用药量为 7.4mg/kg×1.5kg＝11.1mg。

表 1-6 动物与人每千克体重等效剂量折算系数表

对象（体重）		A 种动物或成年人			
		小鼠（0.02kg）	大鼠（0.2kg）	豚鼠（0.4kg）	兔（1.5kg）
B种动物或成年人	小鼠（0.02kg）	1.00	1.40	1.60	2.70
	大鼠（0.2kg）	0.70	1.00	1.14	1.88
	豚鼠（0.4kg）	0.61	0.87	1.00	1.65
	兔（1.5kg）	0.37	0.52	0.60	1.00
	人（60kg）	0.11	0.16	0.18	0.30

（3）按体表面积简单折算各类动物间药物剂量

这种方法比按体重进行简单折算稍精确一些，表1-7 为常用动物与人体表面积的比例关系。

表 1-7 常用动物与人体表面积比值表

对象（体重）	小鼠（20g）	大鼠（200g）	豚鼠（400g）	兔（1.5kg）	人（50kg）
小鼠（20g）	1.00	7.00	12.25	27.80	332.40
大鼠（200g）	0.14	1.00	1.74	3.90	48.00
豚鼠（400g）	0.08	0.57	1.00	2.25	27.00
兔（1.5kg）	0.04	0.25	0.44	1.00	12.20
人（50kg）	0.003	0.02	0.036	0.08	1.00

例 3：由动物用药量推算人的用药量。家兔静脉注射某药的最大耐受量为 4mg/kg，推算人的最大耐受量是多少？

查表1-7，先横后竖，人体面积与兔的比值为 12.20，兔最大耐受量为 4mg/kg×1.5kg＝6mg，那么人的最大耐受量为 6mg×12.20＝73.2mg，取其 1/10～1/5 作为初始剂量。

例 4：由人用药量推算动物用药量。已知某中药成人每次口服 10g 有效，拟用兔研究其作用机制，应用药多少？

查表1-7，兔与人的体表面积比值为 0.08，那么兔用药量为 10g×0.08＝0.8g，取其 1/3 作为初始剂量。

（二）动物给药途径

一般根据实验目的、动物种类和药物剂型确定动物给药的途径和方法。

1. 经口给药

经口给药包括口服与灌胃两种方法。口服给药可将药物放入饲料或溶于饮水中，使动物自行摄取。该给药方法操作简单，适合于长期给药干预试验。但由于动物本身的状态、饮水量和摄食量的不同而无法确保摄入准确的药物剂量。灌胃给药能准确掌握给药量、给药时间，发现和记录药效出现时间及过程。但灌胃操作会对动物造成损伤和心理影响。

小型动物灌胃用灌胃器，灌胃器由注射器和灌胃针构成，后者由尖端磨平后稍加弯曲的注射器针头制成（图1-32）。小鼠的灌胃针长4～5cm，直径约1mm（10～12号针头）；大鼠的灌胃针长6～8cm，直径约1.2mm（12～14号针头）。灌胃针或胃管插入深度：小鼠3cm，大鼠和豚鼠5cm，家兔15cm，犬20cm。下面简单介绍几种常用实验动物的灌胃方法。

（1）小鼠、大鼠（或豚鼠）　灌胃时将灌胃针接在注射器上，吸入药液。左手固定动物，使其腹部朝上，右手持注射器，将灌胃针插入动物口中，沿咽后壁徐徐插入食管（图1-32）。动物应固定成垂直体位，针插入时应无阻力。若感到阻力或动物挣扎，应立即停止进针或将针拔出，以免损伤或穿破食管及误入气管。一般当灌胃针插入小鼠3cm、大鼠或豚鼠5cm后可将药物注入。常用的灌胃量小鼠为0.2～0.5ml/10g体重，大鼠为1～2ml/100g体重，豚鼠为4～6ml/只。

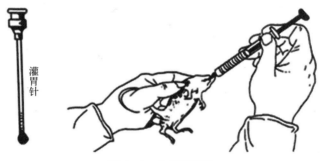

灌胃针

图1-32　小鼠灌胃法

（2）家兔　灌胃时，先将动物固定，再将特制的扩口器放入动物口中（图1-33）。灌胃时，将扩口器放于上述动物上、下门牙之后，并用绳将它固定于嘴部，将带有弹性的橡皮导管（如14号细导管），经扩口器上的小圆孔插入，沿咽后壁而进入食管，如插管顺利，动物不挣扎，插入约15cm时，即表示插入胃内，此时应检查导管是否正确插入食管，可将导管外口置于一只盛水的烧杯中，如不发生气泡，即认为此导管是在食管中，即可将药液灌入。家兔常用的灌胃量为80～150ml/只。

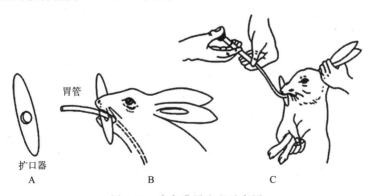

胃管

扩口器

A　　　　　　　　　B　　　　　　　　　C

图1-33　家兔灌胃流程示意图

2. 注射给药

（1）皮下注射　左手拇指和示指提起皮肤，形成褶皱，右手将连有针头的注射器刺入皮下，将针头轻轻左右摆动，如摆动容易，表示确已刺入皮下，再轻轻抽吸注射器，确定没有刺入血管后，将药物注入。大鼠、小鼠皮下注射部位可在下腹部，兔在背部或耳根部注射。

（2）皮内注射　注射时需将注射的局部剪去被毛，消毒，用左手拇指和示指按住皮肤并使之绷紧，在两指之间，用1ml注射器连细针头，紧贴皮肤表层刺入皮内，然后再向上挑起并再稍刺入，即可注射药液，此时可见皮肤表面鼓起一白色小皮丘。

（3）肌内注射　选动物肌肉发达的部位，一般多选用两侧臀部或股部肌肉进行注射。固定动物后，右手持注射器，使之与肌肉呈60°夹角，一次刺入肌肉，回抽无血，即可将药物注入。注射完毕后用手轻轻按摩注射部位，帮助药物吸收。

（4）腹腔注射　常用于大鼠、小鼠实验。左手抓住动物，使腹部向上，右手将注射针头于左或右（多选左侧，避免损伤肝脏）下腹部刺入皮下，使针头向前推0.5～1.0cm，再以45°穿过腹肌，固定针头，缓缓注入药液。为避免伤及内脏，可使动物头处于低位，使内脏移向上腹。若实验动物为家兔，进针部位为下腹部近腹白线两侧约1cm处。

（5）静脉注射　将药物通过静脉直接注入，是医学机能学实验最常用的给药方法。静脉给药时，不同种类的动物由于其解剖结构的不同，应选择不同的静脉血管。

①　兔耳缘静脉注射　将家兔固定，使兔头不能随意活动。兔耳部血管分布清晰，兔耳中央为动脉，耳外缘为静脉。由于内缘静脉深且不易固定，外缘静脉表浅易固定，故常采用外缘静脉注射。先剪去注射部位的被毛，左手示指和中指夹住静脉的近端，使静脉充盈，拇指和小指夹住静脉的远端，环指垫在下面，右手持注射器将针头尽量从静脉的远端刺入，再顺血管腔推进约1cm，回抽，如有回血表示确已刺入静脉血管内，如感觉推注阻力很大且局部肿胀，表示针头刺到血管外，须重新穿刺。注射完后拔出针头，用手压迫针眼片刻。耳缘静脉注射应尽量从远端（耳尖部）开始，以便重复注射。

为了使静脉显示更清晰，可在兔耳朵下面放一个光源，如手电筒，可以显著增加穿刺的成功率。

②　小鼠和大鼠的静脉注射　一般采用尾静脉注射，尾部有三根静脉（尾部两侧和背部各一根），其中两侧的尾静脉更容易注射。操作时先将动物固定在鼠笼内或扣在烧杯中，使尾巴露出，尾部用45～50℃的温水浸润30s或用乙醇反复擦拭使血管扩张，并可使表皮角质软化，实验者左手拇指和示指捏住鼠尾两侧，使静脉充盈，用中指从下面托起尾巴，以环指和小指夹住尾巴的末梢进行固定，右手持注射器连细针头，使针头与静脉平行（针头与尾部成3°～5°），从尾下1/3处进针，此处皮薄易于刺入。先缓注少量药液，如无阻力，表示针头已进入静脉，可继续注入；如推注阻力很大，局部皮肤变白，表示针头未刺入血管中或滑脱出血管，应重新穿刺。注射完毕后把尾部向注射侧弯曲以止血。如需反复注射，应尽可能从鼠尾末端开始，向尾根部方向移动注射。幼年大鼠和小鼠可以采用这种方法给药，但成年大鼠尾静脉穿刺困难，不宜采用此法。大鼠还可采用舌下静脉注射给药，注射时，先麻醉好动物，然后将动物固定，再拉出舌头，找到舌下静脉，直接注入药物。

3. 其他途径给药

（1）呼吸道给药　呈粉尘、气体及蒸气或雾等状态存在的药物或毒物，均需要通过呼吸道给药。如一般实验时给动物乙醚作吸入麻醉。

（2）皮肤给药　为了鉴定药物或毒物经皮肤的吸收作用、局部作用、致敏作用和光感作用等，均需采用经皮肤给药方法。如家兔和豚鼠背部一定面积的皮肤脱毛后，将药物涂

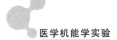

在皮肤上，药物可经皮肤吸收或起屏障保护作用。

（3）关节腔内给药　此种方法常用于关节炎的动物模型复制。兔关节腔内给药时，将兔仰卧固定于兔台上，剪去关节部被毛，用碘酊或75％酒精消毒后，用手从下方和两旁将关节固定，把皮肤稍移向一侧，在髌韧带附着点上方约0.5cm处进针。针头从上前方向下后方倾斜刺进，直至针头遇阻力变小，然后针头稍后退，以垂直方向推到关节腔中。针头进入关节腔时通常有好像刺破薄膜的感觉，表示针头已进入膝关节腔内，即可注入药物。

五、实验动物麻醉

手术前将动物麻醉，减轻或消除动物的痛苦，确保实验的顺利进行。理想的麻醉药应具备以下条件：①麻醉效果好，麻醉时间能满足实验要求；②对动物的毒性及所研究的功能指标影响小；③使用方便。下面简单介绍机能学实验常用的麻醉药和麻醉方法。

（一）麻醉药

1. 氨基甲酸乙酯

氨基甲酸乙酯（ethyl carbonate）又名乌拉坦，本药品易溶于水，使用时可配成20％的溶液，进行腹腔注射或静脉注射。氨基甲酸乙酯对兔的麻醉作用较强，是家兔急性实验常用的麻醉药。优点是可导致较持久的浅麻醉，一次给药可维持4～6h，且麻醉过程较平稳，动物无明显挣扎现象，对呼吸无明显影响；而且价廉，使用简便，安全范围大。缺点是可诱发大鼠和兔产生肿瘤，不宜用于慢性实验的动物麻醉；动物苏醒慢，麻醉深度和使用剂量较难掌握。

2. 巴比妥类药物

巴比妥类根据药物作用速率和持续时间，可分为长时作用、中时作用、短时作用和超短时作用4种。前两种不用于麻醉，多用于镇静、催眠、抗惊厥等；后两种适用于小动物的全身麻醉。

该类药物对呼吸中枢有较强的抑制作用，麻醉过快或过深时，动物呼吸可完全停止。该类药物对心血管系统也有复杂的影响，故这类药物不太适用于研究心血管功能的实验动物麻醉。

常用的巴比妥类药物有：

（1）戊巴比妥钠（sodium pentobarbital）　为白色粉末，易溶于水，水溶液较稳定，但久置后易析出结晶，稍加碱性溶液则可防止析出结晶。其毒性小，作用快，是最常用的一种动物麻醉药。一般用生理盐水配制成1％～5％的溶液，多由静脉或腹腔内注射给药。一次给药的有效麻醉时间为2～4h。一次补充量不宜超过原给药量的1/5。

戊巴比妥钠为短时作用巴比妥类药物，其主要作用是抑制中枢神经系统。由于有抑制脑运动区域的作用，故常用于抗惊厥。本品镇痛作用弱，催眠作用强。深麻醉时对呼吸、循环系统抑制明显。在苏醒期，静脉注射葡萄糖或肾上腺素会延长恢复期，称"葡萄糖反应"。

（2）硫喷妥钠（thiopental）　为淡黄色粉末，其水溶液不稳定，故需在使用之前临时配制成2.5％～5％溶液，采取静脉注射给药。一次给药麻醉时间为0.5～1.5h，适用于较短时间的手术。如实验时间较长，可多次重复注射，维持量为原剂量的1/10～1/5。

其为超短作用巴比妥类药物，脂溶性高，易透过血脑屏障，注射后迅速产生麻醉作用，故本品多用于诱导麻醉。麻醉时间短为其特点。一次注射后麻醉维持时间仅0.5～1h，实验中常需补充给药。在给予肌肉松弛剂的清醒动物实验中，可用该药作气管插管、接通呼吸机前的麻醉给药。硫喷妥钠的主要毒性作用是抑制呼吸中枢，使呼吸变慢、变浅，还能抑制心脏，使血压下降、脉搏变慢。但对心脏的影响远不如呼吸中枢，因致心脏停搏的剂量比呼吸抑制的剂量高 16 倍。

3. 氯醛糖

氯醛糖（chloralose） 为白色结晶粉末，溶解度小，在室温下会析出结晶，故临用前要先在水浴锅中加温溶解，但加热温度不宜过高，以免降低药效，静脉注射用其 1% 的溶液，肌内注射用 5% 的溶液。一般采用肌内注射，给药剂量为 15mg/kg，肌内注射后，3～5min 呈现麻醉状态，持续 30min。氯醛糖静脉注射总量一般不超过 10mg/kg。

氯醛糖是一种非巴比妥类、作用迅速的麻醉药，能选择性地抑制大脑联络径路和丘脑-新皮质系统，呈现全麻醉状态，故镇痛作用较强，但对中枢的某些部位则产生兴奋作用。注射后虽然显示镇静作用，但动物受到惊扰仍能觉醒并表现出有意识的反应，这种特殊的麻醉状态称"分离麻醉"。特点是痛觉完全消失，吞咽、咽喉、眼睑、角膜反射仍未消失，保持呼吸道畅通。小动物使用较多。由于氯醛糖对循环系统具有兴奋作用，心率增快 38%，心排血量增加 74%，血压增高 26%，中心静脉压升高 66%，外周阻力降低 26%，因此静脉注射时要慢。本品对呼吸只有轻微的影响（抑制），对唾液分泌有增强现象，可先注入阿托品加以抑制。

本药品安全范围大，能导致持久的浅麻醉，对自主神经中枢无明显抑制作用，对痛觉的影响也小，故特别适用于要求保留生理反射（如心血管反射）或神经系统反应的实验。

实验中常将氯醛糖与氨基甲酸乙酯混合使用。1g 氯醛糖和 10g 氨基甲酸乙酯，分别用少量生理盐水加温助溶后再混合，然后再加生理盐水至 100ml，制成静脉注射剂量为 5ml/kg 混合液。

4. 乙醚

乙醚（ether）是一种吸入性麻醉药，无色透明，有强烈刺激性气味，易燃易爆，使用时在通风橱中进行，并远离火源，可用于各种动物的麻醉。乙醚麻醉深度较易掌握，比较安全可靠，术后动物苏醒也较快，但对呼吸道刺激作用较强，使黏液分泌增加，且在麻醉初期动物会出现强烈的兴奋现象。故一般在麻醉前 30min 左右先给予阿托品以减轻其副作用。

5. 普鲁卡因

普鲁卡因（procaine）为临床上常用的局部麻醉药，特点是使用安全，实验常用 1% 普鲁卡因溶液，安全有效，吸收快，但失效也快。注入组织后 1～3min 即可呈现麻醉状态，但维持时间短，一般在 45～60min。其渗透组织的能力弱，能使血管轻度舒张，导致手术局部出血增加。动物实验中多采用局部皮下浸润麻醉，给药剂量按所需麻醉面积的大小而定。常用于骨髓穿刺和局部皮肤切开等实验。

6. 盐酸利多卡因

盐酸利多卡因（lidocaine hydrochloride）的麻醉强度和毒性在 1% 浓度以下时与普鲁卡因相似；在 2% 浓度时，麻醉强度提高 2 倍。具有较强的穿透性和扩散性，作用时间快、持久，可维持 1h 以上，对组织无刺激性；但毒性较普鲁卡因稍大。

7. 盐酸丁卡因

盐酸丁卡因（tetracaine hydrochloride）的局部麻醉作用强、迅速，穿透力强。常用于表面麻醉，其毒性较普鲁卡因强 10～13 倍，麻醉效果也强 10 倍。

（二）麻醉方法

1. 全身麻醉

吸入或注射麻醉药，使动物中枢神经呈抑制状态，动物全身肌肉呈现松弛，对外界刺

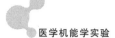

激反应暂时消失或减弱，但生命中枢（呼吸和心搏）保持正常状态，称为全身麻醉。动物在全身麻醉时，会形成特有的麻醉状态，表现为镇静、无痛、肌肉松弛、意识消失等。动物在全身麻醉条件下，可以施行比较复杂和难度较大的手术。动物的意识丧失、无痛和肌肉松弛是全身麻醉的三大要素，而现代全身麻醉就是这些要素的利用与实现。

（1）吸入麻醉（inhalation anesthesia）　系指用气态或挥发性液态的麻醉药，使药物经过呼吸由肺泡毛细血管进入循环，并到达中枢，使中枢神经系统产生麻醉效应。医学机能学实验中最常用的吸入麻醉剂是乙醚，此外还有氟烷（三氟乙烷、三氟溴氯乙烷）、恩氟烷、异氟烷等。乙醚为无色易挥发的液体，有特殊的刺激性气味，易燃易爆，使用时应远离火源。乙醚可用于多种动物的麻醉，麻醉时对动物的呼吸、血压无明显影响，且麻醉速度快，维持时间短，更适合于时间短的手术和实验。如去大脑僵直实验、小脑损毁实验等。

麻醉大鼠、小鼠时可将动物置于适当大小的玻璃罩中，再将浸有乙醚的棉球或纱布放入罩内，并密切注意动物反应，特别是呼吸变化，直到动物麻醉。给家兔麻醉时，可将浸有乙醚的棉球置于一只大烧杯中，实验者左手持烧杯，右手抓兔双耳，使其口鼻伸入烧杯吸入乙醚，直到动物麻醉。

吸入麻醉由浅入深的过程是一个连续性过程。连续给予吸入麻醉药，随着脑组织内麻醉药浓度的升高，产生不规则的下行性中枢神经系统抑制。抑制的顺序是大脑皮质、皮质下中枢、中脑、脑桥和延髓。脊髓的感觉功能比运动功能先被抑制。习惯上将乙醚麻醉分成4期。

① 镇痛期　亦称定向力障碍期。此期从麻醉开始至意识完全消失止。主要为大脑皮质和网状结构上行激活系统开始受到抑制。随着麻醉的加深，动物意识逐渐模糊，感觉迟钝，然后逐渐消失。对感觉抑制的顺序为温觉先消失，痛觉逐渐减退，触觉消失较晚，听觉最后消失或仍有部分保留。本期内呼吸、循环无明显改变。由于麻醉药本身的刺激，可使呼吸不规则和增快，脉搏也可稍快。各种反射均存在。睫毛反射消失可视为1期的终结和2期的开始。

② 兴奋期或谵妄期　从意识消失开始至眼睑反射消失和呼吸转为规则止。大脑皮质功能进一步受到抑制，减弱了对运动中枢和皮质下中枢的控制和调节。主要特点是对一切外来刺激表现出过度和失常的反应。肌肉张力增强、反射亢进、呼吸不规则、分泌物增多、呛咳、屏气、吞咽、呕吐等。又因儿茶酚胺分泌增多，促使血压升高、脉搏增快，甚至心律失常。此外，可见瞳孔扩大，眼球转动。此期不宜进行任何手术，应避免任何不必要的刺激。

③ 手术麻醉期　此期内呼吸由不规则转为规则直至呼吸濒临停止为止。呼吸从不规则转为规则是进入此期的最显著的标志。此期间脑、中脑、脑桥自上而下逐渐受到抑制，脊髓则从下而上受到抑制。

④ 延髓麻醉期　从膈肌麻痹开始到呼吸和心跳停止。

乙醚麻醉的注意事项有：①乙醚吸入麻醉中常刺激呼吸道黏膜而产生大量分泌物，易造成呼吸道阻塞，可在麻醉前0.5h皮下注射阿托品（0.1mg/kg），以减少呼吸道分泌物。②乙醚吸入过程中动物挣扎，呼吸变化较大，乙醚吸入量及速度不易掌握，应密切注意动物反应，以防吸入过多，因麻醉过度而使动物死亡。如出现呼吸停止，应迅速抢救。

（2）注射麻醉　一般采用静脉注射或腹腔注射，注射方法与前述注射给药相同。

① 静脉注射麻醉　是医学机能学实验中最常用的麻醉方法之一。静脉注射麻醉速度快，兴奋期短而不明显；注射麻醉时应注意密切观察动物呼吸，根据呼吸随时改变注药速度，如呼吸过度减慢或不规则，应暂停或减慢注射；随时检查动物肌张力和对夹捏肢体皮

肤或尾根部的反应，以判断麻醉深度，直至达到所需麻醉状态。如用药量已达到参考剂量而动物对夹捏末端肢体的挣扎反应明显，可适当缓慢加注麻醉药（但氯醛糖例外，需等候一段时间），直到麻醉满意。麻醉动物往往体温逐渐下降，在寒冷条件下应注意保温；如动物呼吸停止，应立即抢救。

静脉注射麻醉药应遵循"一快、二慢、三观察"的原则，即前 1/3 的麻醉剂量快速注射，使动物迅速度过兴奋期；后 2/3 的麻醉剂量一定要缓慢注射。例如给家兔注射 20% 氨基甲酸乙酯，在后 2/3 剂量的麻醉药缓慢注射过程中，每注射 1~2ml，夹捏肢体末端一次，若动物挣扎、尖叫等，说明麻醉药剂量给予不足，继续注射麻醉药 1~2ml，以疼痛反应消失为准。后 2/3 的麻醉剂量注射的时间以稍长为宜，一边注射一边可做其他准备工作，比如固定家兔四肢、剪被毛等。

② 腹腔内注射　操作较为简便，一般将所需麻醉剂量一次性注入，但麻醉作用慢，兴奋期表现较明显，麻醉深度不易掌握。腹腔内注射麻醉时，若麻醉效果不够理想，追加量不宜过多，每次 1~2ml，分次追加更安全。

2. 局部麻醉

用局部麻醉药暂时阻断某些周围神经的冲动传导，使神经支配的区域失去痛觉，称为局部麻醉（local anesthesia）。常用的局部麻醉方法如下。

（1）表面麻醉　利用麻醉药的渗透作用，使其透过黏膜而阻滞附近的神经末梢功能，称为表面麻醉，如口鼻、直肠黏膜麻醉。

（2）浸润麻醉　沿手术切口皮下注射或分层注射局部麻醉药，阻滞神经末梢的功能，称为浸润麻醉。常用 0.25%~1% 普鲁卡因，将针头插至所需深度，然后边退边推药液。

（3）传导麻醉　在神经干周围注射麻醉药，使神经干所支配的区域失去痛觉，称为传导麻醉。特点是使用少量麻醉药，产生较大区域麻醉。常用 2% 利多卡因或 2%~5% 普鲁卡因，麻醉药的浓度和用量与麻醉效果成正比。

（4）脊髓麻醉　将局部麻醉药注射到脊髓椎管内，阻滞脊神经的传导，使脊神经所支配的区域无痛，称为脊髓麻醉。如硬膜外腔麻醉、蛛网膜下腔麻醉。

（三）麻醉效果的判断及麻醉药过量的处理

1. 麻醉状态的判断

理想的麻醉状态表现为：动物失去知觉、呼吸深慢而平稳、角膜反射消失、全身肌肉松弛、痛觉反应迟钝，对夹捏肢体末端的挣扎反应消失或极迟钝。

不同动物个体的麻醉药的用量不同。在麻醉过程中，按照计算的药物剂量给药，还必须密切注意动物的麻醉状态，特别关注疼痛反应。

2. 麻醉药过量

当麻醉过量时，动物呼吸极慢且不规则，甚至出现呼吸、心搏骤停或间歇性停止等体征。此时应立即停止麻醉，并尽快进行抢救。

如呼吸极度减慢或停止，而心跳仍然存在，应及时进行人工呼吸。用双手抓握动物胸腹部，使其呼气，然后快速放开，使其吸气，频率约每秒一次；夹捏动物肢体末端部位如跟腱，也可促进其呼吸恢复。如呼吸停止是由于给药太快而注射量未达到用药量，动物可很快恢复呼吸。

如果给药量已达到或超过用药量，在人工呼吸的同时应静脉注射尼可刹米（50mg/kg）以兴奋呼吸中枢。若动物心脏也停止跳动，还应做心脏按压，即用手挤压心脏部位，通过机械刺激使心脏恢复跳动，必要时可静脉注射 1:10000 肾上腺素 1ml。

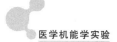

六、实验动物的取血与处死方法

（一）常用实验动物的取血方法

1. 小鼠和大鼠的取血方法

（1）尾部取血　可采用针穿刺尾静脉和剪尾尖两种方法。针穿刺尾静脉的方法跟尾静脉注射一样。剪尾尖法一般先将尾巴置于 45～50℃热水中浸泡数分钟，使血管扩张，然后擦干鼠尾，将尾尖剪去 1～2mm（小鼠）或 5mm（大鼠）。从尾根部向尾尖部按摩，血即从断端流出。

（2）摘除眼球采血方法　用左手拇指、示指和中指抓取小鼠的颈部头皮，小指和环指固定尾巴，轻压需要摘取的眼部皮肤，使眼球充血突出。用眼科剪剪去小鼠的胡须，防止血从胡须处流下引起溶血。用眼科弯镊夹取眼球并快速摘取，并使血液从眼眶内流入 0.5ml EP 管中。

（3）断头取血　左手将大（小）鼠的头颈部握紧，将颈部暴露，右手用剪刀用力将鼠颈剪断，并迅速将鼠倒置，将血收集入容器。

（4）心脏取血　先将动物仰卧固定，左手示指于左侧第 3～4 肋间隙触到心尖搏动最明显处，右手用连有针头的注射器在此穿刺。血液可随心脏搏动而进入注射器。小鼠取血量为 0.5～1ml，大鼠为 1～3ml。

（5）大血管取血　可采用颈动（静）脉、股动（静）脉、腹主动脉等方法取血。在这些部位取血均须麻醉后固定动物，然后做动（静）脉分离手术，使其充分暴露，用注射器沿大血管平行方向刺入，并用手捏住血管穿刺处，防止血液流出，然后抽取所需血量。或直接用剪刀剪断大血管，让血液流入准备好的容器中。

2. 家兔取血方法

（1）耳缘静脉或耳中央动脉取血　首先剪去血管表面皮肤的被毛，轻揉兔耳或用 75％乙醇涂抹皮肤使血管扩张。用注射器从耳中央动脉穿刺并抽取血液，也可用针头刺破耳缘静脉末梢取血。这种方法取血量不大。

（2）大血管取血　同小鼠和大鼠的大血管取血。

（3）心脏取血　同小鼠和大鼠的心脏取血。一次可取血 20～25ml。

3. 豚鼠取血方法

（1）耳缘剪口采血　将耳消毒后，用剪刀剪破耳缘，为防止血凝，可在切口边缘涂抹 20％枸橼酸钠溶液，则血可自切口自动流入容器。一般能采血 0.5ml 左右。

（2）背中足静脉取血　固定动物，将其右或左后肢关节伸直，动物足背面用 75％酒精消毒，找出背中足静脉后，左手拉住豚鼠的趾端，右手用注射器刺入静脉取血。

（3）股动脉采血　同小鼠和大鼠的大血管取血。一次可采血 10ml 左右。

（4）心脏采血　同小鼠和大鼠的心脏取血。成年豚鼠每周持续采血应不超过 10ml。

（二）实验动物的处死方法

按照人道主义原则处死动物，尽可能缩短致死时间、减少动物的痛苦。处死方法，具体如下。

1. 蛙类的处死方法

蛙类的处死常用破坏脑和脊髓法。左手拿蛙，用拇指和示指按压头部，使头前俯；右手持金属探针沿正中线由蛙头部前端向下划，触及凹陷处即为枕骨大孔所在之处，将探针垂直刺入，然后将探针尖端转向前方，刺入颅腔，左右搅动以捣毁脑组织。操作中，左手

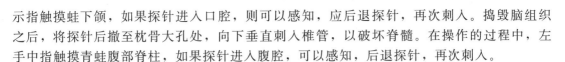

示指触摸蛙下颌，如果探针进入口腔，则可以感知，应后退探针，再次刺入。捣毁脑组织之后，将探针后撤至枕骨大孔处，向下垂直刺入椎管，以破坏脊髓。在操作的过程中，左手中指触摸青蛙腹部脊柱，如果探针进入腹腔，可以感知，后退探针，再次刺入。

2. 大鼠和小鼠的处死方法

（1）颈椎脱臼法　左手持镊子或用拇指、示指固定鼠头后部，右手捏住鼠尾，用力向后上方牵拉，听到鼠颈部咔嚓声即颈椎脱位、脊髓断裂，鼠瞬间死亡。

（2）断头法　实验者需戴手套，两手分别抓住鼠头与鼠身，拉紧并暴露颈部，助手从颈部剪断鼠头。

3. 家兔、豚鼠的处死方法

（1）空气栓塞法　用注射器向静脉血管内迅速注入空气，由于空气栓塞而使动物死亡。

（2）急性放血法　在动物麻醉状态下，切断其颈动脉或股动脉（或大静脉），动物大失血而迅速死亡。可用自来水不断冲洗切口，以防止血液喷溅和凝固。采用此种方法，动物十分安静，脏器亦无损伤，是采集动物组织标本时的一种理想的处死方法。

（3）化学药物法　常从静脉内注入三种化学物质：10％甲醛溶液、10％氯化钾溶液和麻醉药（20％氨基甲酸乙酯）。甲醛溶液使血液内蛋白质凝固，导致动物因全身血液循环严重障碍和缺氧而死。氯化钾溶液可使动物因心肌电紊乱引起心搏骤停而死亡。20％氨基甲酸乙酯可抑制动物的心血管系统和呼吸系统而致动物死亡。

实验动物尸体装入垃圾袋，放到指定的冰柜中。动物尸体由医疗废弃物处理单位统一处理。

七、实验动物常用的手术操作技术

（一）动物剪毛

动物固定后，用弯头剪刀将手术部位皮肤被毛剪去。剪毛的范围大于皮肤切口。用左手拇指和示指绷紧皮肤，右手持剪刀平贴皮肤，逆着毛生长的方向剪毛，注意不可提起被毛。将剪下的被毛放入盛有水的烧杯中，防止被毛飞起而污染实验环境。之后用湿纱布擦拭，清除剪落的被毛。

（二）切开皮肤

先确定切口的部位。例如，颈部手术一般选用颈前正中线切口；膈肌手术在剑突下切口；心脏手术在胸前正中线或左胸部切口；膀胱、输尿管手术在耻骨联合上方正中线切口；肾脏手术在左肋缘下、竖脊肌腹侧缘切口；股动脉、股静脉手术在腹股沟切口。切口方向一般应与血管或器官走行方向平行，可先做出标记。切口大小应便于手术操作，不宜过大。

切开皮肤时，根据操作的需求，操作者站在操作便利的一边，一般站在动物右侧，助手站在对面。操作者用左手拇指和示指将手术部位皮肤绷紧，右手持手术刀，以适当力度切开皮肤。切开皮肤时，刀尖先垂直刺入皮肤，然后再转至与皮面成45°角，切开皮肤及皮下组织，直至预定切口的长度；切开时要掌握用刀力度，力求一次切开全层皮肤，使切口呈线状，切口边缘平滑，避免多次切割导致切口边缘参差不齐；切开时也不可用力过猛，以免误伤深部重要组织。如果不能一次切开，用血管钳提起皮肤，用组织剪顺皮肤切口的方向剪开皮肤。操作过程中，注意切口部位的解剖结构及特点，尽量避免损伤神经和血管。

（三）组织分离

组织分离是显露手术区的重要手术操作技术。尽量按照正常组织间隙进行，操作容易、出血少，不至于引起重大的损伤。剥离按形式可分为锐性和钝性两种，手术时常常将两者结合使用。

（1）锐性剥离　常用于致密组织（如筋膜和瘢痕组织等）的剥离。用刀或剪进行的解剖剥离，必须在直视下进行，动作要准确、精细。用刀时，沿组织间隙作垂直的短距离切开；用剪时，仔细辨清，无重要组织时予以剪开。

（2）钝性剥离　多用于疏松组织（如正常组织间隙）的剥离。常用器械有血管钳、刀柄、手指以及特殊用途的剥离器（如脑膜剥离器）等，将这些器械或手指伸入疏松的组织间隙，以适当的力量轻轻地分开周围组织，决不能粗暴地勉强分离，否则会引起重要组织结构的损伤或撕裂。

（四）止血

手术过程中如有出血应及时止血，保持手术视野清晰，同时避免动物失血过多而影响实验。止血的方法有压迫止血和结扎止血。

（1）压迫止血　适用于小血管破裂引起的创面渗血。渗血较少时，用干纱布直接压迫出血点数分钟，即可控制止血；渗血较多时，可用热生理盐水纱布压迫创面 $3\sim5min$，可较快控制渗血。

（2）结扎止血　适用于大血管破裂引起的出血。较大血管出血一时无法判断出血点时，可暂时用纱布压迫出血点，然后揭开纱布，辨明出血的血管，再进行结扎止血。

先用止血钳的尖端对准出血点准确地夹住，然后用适当的丝线结扎或缝扎。在打好第一道结后，在原位稍微放开止血钳，以便第一道结进一步收紧，然后再夹住血管，打第二道结，最后再重复第二次打结。

（五）结扎与打结

打结是基本的手术操作之一，熟练打结可以缩短手术时间，正确而牢靠地打结有利于止血和缝合。

1. 结的种类

结的种类有 6 种，如图 1-34 所示。

（1）单结　为各种结的基本组成部分，只绕一圈，不牢固。

（2）方结　又称平结，由两个相反方向的单结重叠而成，打成后越拉越紧，不会松开或脱落，为外科手术中最常用的结。方结适用于较少的组织或较小的血管的结扎，以及各种缝合的结扎。

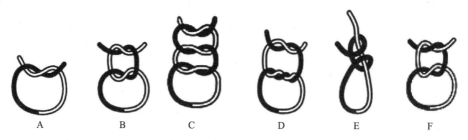

图 1-34　常见 6 种结的类型
A—单结；B—方结；C—三叠结；D—外科结；E—滑结；F—假结

（3）三叠结　又称三重结，就是在方结的基础上再打一个结，第三个结与第二个结的方向相反，以加强线间的摩擦力，防止线疏松滑脱。三叠结常用于有张力的组织、大血管的打结。

（4）外科结　在打第一结时，线圈绕 2 次，使线间的摩擦面及摩擦力增大，那么打第二个结的过程中，第一结的线圈不易滑脱，第二结的线圈只绕 1 次。外科结用于较大血管以及组织张力较大部位的结扎。此结麻烦又费时，极少采用。

（5）滑结　又名易脱结，在做方结时，双手用力不均或只拉紧线的一端所致。该结在形态上类似方结，却极易松脱。

（6）假结　又名十字结。两单结的方向完全相同，易自行滑脱。

方结和三重结在手术中常用，外科结较少使用，而假结和滑结为打结手法错误产生的错误结，应避免使用。

2. 打结的方式

打结分为徒手打结和借助器械打结两种方式。徒手打结又分为单手打结法和双手打结法。器械打结是借助于持针钳或血管钳打结，较徒手打结应用多。

（1）单手打结　本方法简单、迅速，操作不当易成滑结。打结时，一手持线，另一手做打结动作，主要使用拇指、示指、中指三指，通过"持线""挑线""钩线"等动作完成打结。如用右手打结，左手所持的线要长一些（图 1-35）。

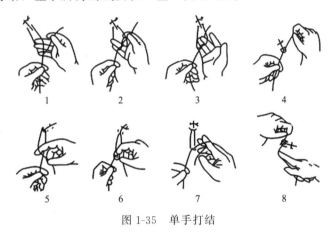

图 1-35　单手打结

（2）双手打结　本方法较单手打结法更为牢靠，不易滑结。双手打结法较单手打结法难度大些，除用于一般结扎外，此法还适用于深部组织的结扎及缝扎（图 1-36）。

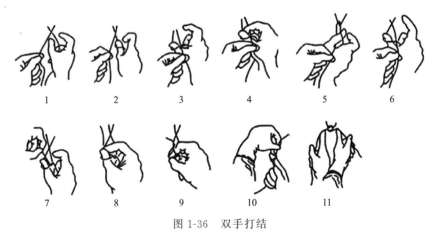

图 1-36　双手打结

（3）器械打结　本方法是用血管钳或持针器打结，简单易学，适用于深部、狭窄区的结扎，或缝线过短而用手打结有困难时。器械打结可节省缝线和时间；但是伤口有张力时，第一个结容易松滑，需要助手辅助才能扎紧（图 1-37）。

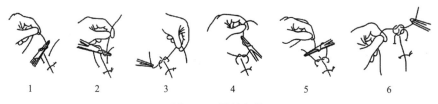

图 1-37　器械打结

打结注意以下几点：

① 收紧线结时要求三点成一线，即左、右手和结扎点成一条直线；

② 两手用力均匀，否则线结容易形成滑结；

③ 第一结和第二结的方向不能相同，否则即成假结。

（六）缝合

缝合的目的是使切开或断离的组织对合起来，促进伤口早期愈合，是外科手术最基本的技术。此外，缝合还起到促进止血、重建器官结构或整形等作用。不同部位的组织器官需采用不同的方式进行缝合。

缝合的方法很多。按组织的对合关系，缝合可分为单纯缝合、内翻缝合和外翻缝合三类。按缝合时缝线的连续与否，缝合又分为连续缝合和间断缝合。连续缝合法具有伤口组织对合严密、止血好、缝合时间短的优点，多用于胃肠道的吻合，吻合口径较大的血管也采用此法。间断缝合法具有对吻合口血运影响小、无狭窄、残留异物少等优点，多应用于胆道重建、消化道浆肌层缝合、小动脉吻合及皮肤、腹壁的缝合。按缝合时的形态分为荷包缝合、半荷包缝合、"U"形缝合、"8"字缝合、"T"形缝合和"Y"形缝合等。另外，还有用于特别目的所做的缝合，如减张缝合、皮内缝合、缝合止血等。

缝合的基本步骤如下。

① 进针　缝合时左手持有齿镊，提起皮肤边缘，右手执持针器，顺针的弧度刺入皮肤，经皮下从对侧切口皮缘穿出。

② 拔针　可用有齿镊夹住针前端，顺针的弧度外拔，同时持针器从针后部顺势向前推。

③ 出针与夹针　当针要完全拔出时，阻力已很小，可松开持针器，再夹针体（后 1/3 弧处），将针完全拔出。

（七）神经、血管分离技术

神经和血管分离技术是医学机能学实验的基本技术之一。分离原则是：先辨认再分离，先分离神经而后分离血管，先分离较细的神经而后分离较粗神经。

分离神经、血管时，应首先明确其解剖位置及其与周围组织器官之间的关系，仔细辨认要分离的神经、血管，确定后再进行分离。

例如分离家兔颈部神经、血管时，颈总动脉和迷走神经、交感神经和减压神经走行在同一动脉鞘内。其中，迷走神经最粗，交感神经次之，减压神经最细，且常与交感神经或迷走神经紧贴，这时可反复变换手指位置，使减压神经清晰显露，然后按照减压神经、交感神经、迷走神经、颈总动脉的顺序分离各神经和血管，并穿过不同颜色的彩线做标记。

神经和血管均很娇嫩，分离时绝不能用镊子或止血钳夹持神经、血管。一般用玻璃分针顺着神经、血管走行方向轻轻反复滑动，将其与周围组织分离。如遇较大阻力，应仔细检查是否有血管分支，不可盲目用力。

分离神经时，玻璃分针的划向应与神经冲动传导方向相反，以减轻分离时对冲动来源神经段的牵拉，而且分离段也不宜过长。例如分离减压神经时，应划向外周端；分离膈神经和肾神经时，应划向中枢端。在手术完成后用盐水纱布覆盖切口部位，以防组织干燥。

（八）常用的插管技术

1. 气管插管

气管插管指将一个"Y"形或"T"形的金属、玻璃或塑料导管插入动物气管。其意义在于保持麻醉动物呼吸通畅，便于清除气管内分泌物，收集呼出气体样品，连接呼吸换能器检测呼吸功能等。家兔、大鼠气管插管和小鼠的插管方法不一样，基本方法如下。

（1）家兔、大鼠气管插管

① 麻醉和固定 从耳缘静脉注射 20％氨基甲酸乙酯（5ml/kg 体重），麻醉后仰卧位固定于手术台上。详见本节中实验动物麻醉的"注射麻醉"部分。

② 气管插管 在喉部甲状软骨下缘至胸骨上缘之间，沿正中线切开皮肤，然后分离皮下组织和肌肉，游离气管，在气管下方穿一棉线，并在气管下面垫上手术刀柄，分隔气管和下面的组织。然后左手轻抬握手术刀柄，右手持组织剪，在甲状软骨下缘约 1cm 处的气管环状软骨之间横向剪开气管前壁约 1/3 气管直径，再于剪口上缘向头侧剪开 0.5cm 长的纵切口，使整个切口成一个倒"T"形。将气管插管经切口插入气管，用棉线将气管与气管插管一起结扎，并将棉线向上缠绕固定，以防气管插管滑脱。插管后，若呼吸时有"呼噜"声或出现呼吸困难，须及时拔掉插管，清理之后重新进行插管。

③ 注意事项

a. 由于颈部大血管和重要神经均在中线两侧，所以皮下组织分离要仔细，以免损伤大血管和重要神经。

b. 分离颈前肌群时要顺着肌纤维方向，分离时要轻轻提起，防止损伤下面血管神经。

（2）小鼠气管插管

① 麻醉和固定 称取体重后，腹腔注射 4％水合氯醛（0.1ml/10g，以体重计）进行麻醉。麻醉完成后，将小鼠颈部后仰置于固定台上，用丝线牵拉小鼠牙齿打开小鼠上下颌关节，找到合适的角度后固定好丝线。

② 气管插管 将小鼠的舌头向一侧牵出，用弯镊抵住小鼠的咽壁，完成小鼠声门的暴露。在蛇形灯的照射下，充分暴露小鼠喉部，看到随着呼吸运动一张一合的亮点即为声门，将导管顺着亮点插入即可。完成插管后退出管芯，将导管留在气管内。

③ 连接呼吸机，观察呼吸运动 为了确认导管是否插入气管，可连接小动物呼吸机，观察小鼠胸廓起伏频率是否与呼吸机设置频率一致，如若一致，则说明导管成功插入气管。若小鼠腹腔起伏频率与呼吸机设置频率不一致，则说明导管插入了食管。

④ 注意事项

a. 气管插管时需小心，避免用力过猛损伤气管或其他组织。

b. 套管插入气管后要及时取出管芯，避免长时间堵塞气管导致小鼠窒息。

2. 颈总动脉插管

颈总动脉插管是将一根充满肝素或其他抗凝剂溶液的导管插入颈总动脉，可用于检测动脉血压的变化，或采集动脉血样。常用的动物是家兔和大鼠。

（1）麻醉和固定 从耳缘静脉注射 20％氨基甲酸乙酯（5ml/kg，以体重计），麻醉后仰卧位固定于手术台上。详见本节中实验动物麻醉的注射麻醉。

（2）动脉插管

① 游离出颈总动脉。切开皮肤，分离皮下组织和肌肉，暴露气管。分离气管和周围组

织，在气管的两侧可见红色的颈总动脉，其和神经一起行走在动脉鞘里，用玻璃分针分离出颈总动脉。

② 用动脉夹夹在血管近心端。

③ 血管下放置 2 根丝线，一根在远心端结扎血管，结扎点距离动脉夹 2cm 以上，另一根置于动脉夹与结扎点之间备用。

④ 用眼科剪在结扎点附近剪一斜形切口，剪开管径的 1/3～1/2，然后用生理盐水冲洗切口，让切口清晰暴露。

⑤ 右手将动脉插管插入动脉，左手用眼科镊将血管切口上缘向插管上推，用备用丝线结扎固定。插管过程中应使插管切口面向上，尽量与血管保持平行，避免插管尖端戳破动脉。

⑥ 检查动脉插管与压力换能器，如果密闭无漏液，放开动脉夹，若血液冲进动脉插管说明插管成功，即可进行实验。

（3）注意事项

① 在剪颈总动脉时，要斜向剪，切口不宜过大，如果切口过小，可以用玻璃分针插入动脉以扩张切口。右手在插管的时候，左手用眼科镊协助，不要用力过大，防止将动脉插断。如不小心将颈总动脉插断，可将剪口处结扎，再向心脏端分离一段颈总动脉，重新剪口插管。

② 检查动脉导管顶部，要光滑，不能过尖，以防刺破动脉壁而引起大出血。如果刺破动脉壁，应立即用动脉夹夹闭颈总动脉近心端，再向近心端分离一段颈总动脉，重新插管，必要时改插对侧颈总动脉。

③ 导管内不能有空气，肝素浓度不宜过低，以防导管内凝血，堵塞导管。

3. 颈总静脉插管

颈总静脉插管可建立一个输液通道，也可采取静脉血样，也可检测中心静脉压，适合于家兔、大鼠和豚鼠等动物。

（1）麻醉和固定　从耳缘静脉注射 20％氨基甲酸乙酯（5ml/kg，以体重计），麻醉后仰卧位固定于手术台上。详见本节中实验动物麻醉的"注射麻醉"部分。

（2）静脉插管

① 分离颈外静脉。颈外静脉位于颈部皮下，位置表浅。皮肤切开后，即可见到附着于皮肤的粗大、紫蓝色的颈外静脉。颈外静脉与皮肤粘连较紧，分离时应耐心。游离颈外静脉 3～5cm，并在其下方穿两根用生理盐水浸过的手术线备用。

② 先用动脉夹夹闭颈外静脉的近心端，待血管内血液充分充盈后，再结扎颈外静脉的远心端。

③ 用手术刀刀柄自下方托起颈外静脉，在靠近结扎处，右手持眼科剪呈 45°向心脏方向做一个"V"形切口，切口约为颈外静脉直径的 1/3。

④ 然后将充满生理盐水的静脉插管向心插入颈外静脉约 3cm（如需监测中心静脉压，应插入颈外静脉约 5cm，至上腔静脉）。然后将颈外静脉与静脉插管一起结扎，并将结扎线固定于插管前部的医用胶带上，以防插管滑脱。放开动脉夹即可实验。

（3）注意事项

① 颈总静脉与皮肤粘连较紧密，分离时应仔细、耐心，以防撕裂血管。

② 导管顶部不宜过尖，以防刺破血管壁。

4. 股动脉和股静脉插管

颈总动脉插管过程中会影响压力和化学感受性反射，而股动脉插管则无此缺陷，所以主张用股动脉插管检测动脉血压、放血、采取动脉血样。适用于家兔、大鼠。

（1）麻醉和固定　从耳缘静脉注射 20％氨基甲酸乙酯（5ml/kg，以体重计），麻醉后仰卧位固定于手术台上。详见本节中实验动物麻醉的"注射麻醉"部分。

（2）插管

① 沿血管走行方向切开皮肤 3～4cm。分离皮下组织，显露股血管和股神经。一般股动脉在背外侧，粉红色，壁较厚，有搏动；股静脉在股动脉内侧，紫蓝色，壁较薄，较粗。股动脉可被股静脉掩盖；股神经位于股动脉背外侧。

② 用玻璃分针顺血管方向轻轻划开神经和血管之间的结缔组织，游离股动脉或股静脉 2～3cm，并在其下方穿过 2 根丝线备用。按照以上动脉和静脉的插管方法，将导管插入血管并固定。

（3）注意事项

① 股动脉段常有分支，分离应小心，以防撕裂血管，引起出血。遇到分支时不必处理，可继续分离下段血管。

② 股静脉壁较薄，弹性小，容易撕裂出血，故分离时一定要仔细。

③ 插管前一定要检查导管顶部是否光滑，过尖时易刺破血管壁。股动脉和股静脉的分离段较短，再次分离和插管较为困难，尽可一次成功。

5. 输尿管插管

输尿管插管可以收集尿液以观察尿液的变化，还可以对照两侧肾的泌尿功能，观察一侧肾缺血或药物处理时肾泌尿功能的变化。常用于家兔、大鼠。

（1）麻醉和固定　从耳缘静脉注射 20％氨基甲酸乙酯（5ml/kg，以体重计），麻醉后仰卧位固定于手术台上。详见本节中实验动物麻醉的"注射麻醉"部分。

（2）插管

① 耻骨联合上缘正中线切开皮肤，沿腹白线剪开腹壁，暴露膀胱。

② 将膀胱牵拉出腹腔并向下翻转，可见膀胱三角（膀胱底内面的一个三角形区域，位于两输尿管口与尿道内口之间），在膀胱底部仔细辨认两侧输尿管（注意围绕输尿管横向走行的白色管为输精管，与膀胱无联系；输尿管呈粉红色，自膀胱底部向腹腔深部延伸）。

③ 用玻璃分针将输尿管周围组织分离干净，分离输尿管约 2cm。在输尿管下方穿 2 根丝线，将近膀胱端的输尿管用一丝线结扎，另一丝线备用。

④ 用手术刀刀柄或镊子的柄部自下方托起输尿管，在靠近结扎处，右手持眼科剪呈 45°向肾脏方向剪一个"V"形切口，切口约为输尿管直径的 1/3，然后将充满生理盐水的输尿管插管向肾脏方向插入输尿管，若有尿液从插管中流出，表明插管成功。用备用丝线结扎固定。

⑤ 固定插管，使其与输尿管保持同一走向，防止插管尖端翘起成夹角，影响尿液的流出。

（3）注意事项

① 切腹壁时勿伤及腹腔内脏。

② 分离输尿管时不要伤及周围血管，分离应尽量干净，以便剪口和插管时看得清楚。

③ 输尿管插管易引起输尿管出血，血凝块阻塞导管，可用肝素生理盐水冲洗，保持输尿管通畅。

④ 输尿管插管时输尿管易于扭曲，使输尿管堵塞，纠正扭曲后，可用胶布将导管固定于手术台上，以防再度扭曲。

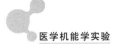
6. 膀胱插管

通过膀胱插管，收集两侧肾脏尿液。膀胱插管操作简便，比输尿管插管应用多。常用于家兔、大鼠。

（1）麻醉和固定　从耳缘静脉注射 20% 氨基甲酸乙酯（5ml/kg，以体重计），麻醉后仰卧位固定于手术台上。详见本节中实验动物麻醉的"注射麻醉"部分。

（2）插管

① 暴露膀胱，将其上翻，结扎尿道。

② 在膀胱顶部组织血管分布较少的部位做一个荷包缝合，即沿膀胱顶部连续缝合一周，再用组织剪在荷包中间剪一小口，将膀胱插管插入膀胱，然后拉紧缝合线，将膀胱顶部与插管一起结扎固定，再用粗线结扎一次。调整漏斗口朝向输尿管开口，并紧贴膀胱壁，即可收集尿液。

（3）注意事项

① 尽量麻醉好之后再手术，疼痛可减少尿量的分泌。

② 手术中如果没有尿，可静脉注射 50% 的葡萄糖 5ml。

③ 手术后用盐水纱布覆盖手术部位，以防水分过多流失。

7. 左心室插管

动物左心室插管可用以检测多种心室功能参数，包括左心室舒张压、左心室收缩压、左心室内压最大上升速率、左心室内压最大下降速率等，借以观察各种因素对心室功能的影响，是心脏机能实验的基本技术之一。左心室插管所用器材与"气管插管"的相似，另外增加软硬度和直径适当的心室导管（必要时可选用 6 号或 5 号导尿管）、三通管、压力传感器等。左心室插管常用于家兔。

（1）麻醉和固定　从耳缘静脉注射 20% 氨基甲酸乙酯（5ml/kg，以体重计），麻醉后仰卧位固定于手术台上。详见本节中实验动物麻醉的"注射麻醉"部分。

（2）插管

① 行气管插管之后，分离右侧颈总动脉，在颈总动脉下方穿过两根丝线备用。用一根丝线结扎颈总动脉远心端，用动脉夹夹闭其近心端。

② 插管前用液体石蜡涂擦心导管表面，以降低插管时心导管与血管间的摩擦力。

③ 测量动脉切口至心脏的距离，并在心室导管上做标记，作为导管插入长度的参考。

④ 左手提起结扎线，用示指托起颈总动脉，右手用眼科剪与血管呈 45°剪开颈总动脉直径 1/3～1/2，将充满肝素生理盐水的心室导管（或 6 号导尿管）向心脏方向插入颈总动脉（必要时可先在颈总动脉插入 1cm 长的硬质套管，经套管插入心室导管），并用另一丝线结扎，结扎的原则是既要保证血管切口处无渗血，又要保证心导管可以继续顺利向前插入。

⑤ 然后去掉动脉夹，左手轻捏颈总动脉插入部位，右手将导管继续插入，同时通过三通管接通颈总动脉与压力传感器，在监视器上观察血压波形和读数（图 1-38）。当插管至主动脉瓣时，手中可有搏动感，如继续插入阻力较大，切勿硬插，应将心导管稍退，略抬起呈 45°，再继续插入，如此反复数次，可在主动脉瓣开放时将导管插入心室。如用 6 号或 5 号导尿管，则没有搏动感。导管插入心室后，血压波动明显加大，并出现左心室血压特征性波形（图 1-39）。

（3）注意事项

① 如选用塑料管作心脏导管，导管口径不宜过粗，不能有尖，以防刺破血管。

② 插入导管接近预定长度时应密切观察血压波形。

③ 插管时应耐心，遇阻力绝不可硬性插入，否则很可能误插入心包。

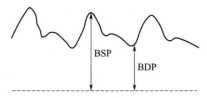

图 1-38 动脉血压波形
（BSP 为动脉收缩压；BDP 为动脉舒张压）

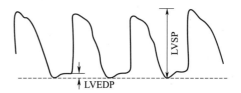

图 1-39 左心室血压特征性波形
（LVEDP 为左心室舒张压；LVSP 为左心室收缩压）

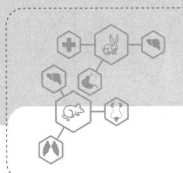

第二章 生理学实验

第一节 神经和骨骼肌实验

学习目标

【知识目标】掌握蛙坐骨神经-腓肠肌标本的制备方法、神经干动作电位的记录方法、骨骼肌收缩波的记录方法；熟悉 BL-420I 信息化集成化信号采集与处理系统的操作、器械打结；了解蛙坐骨神经-腓肠肌标本活性的影响因素。

【能力目标】应用动作电位的理论以及骨骼肌收缩的理论，解释神经干动作电位的特点以及不同刺激强度和电刺激频率对骨骼肌收缩的影响，形成理论联系实际的学习习惯。

【素质目标】培养学生制备蛙坐骨神经-腓肠肌标本的动手能力；认真观察实验现象，养成严肃认真的科学态度；完成课后思考题，培养学生思考问题的能力。

实验 2-1 蛙坐骨神经-腓肠肌标本的制备

一、实验对象

蛙或蟾蜍。

二、实验药品和器材

任氏液，粗剪刀，手术剪，眼科镊（或尖头无齿镊），金属探针（解剖针），玻璃分针，蛙板，蛙钉，细线，培养皿，滴管，锌铜弓。

三、实验方法与步骤

1. 破坏脑、脊髓

取一只蛙，用自来水冲洗干净。左手握住蛙，使其背部向上，用拇指和示指按压头部，使头前俯。右手持金属探针从枕骨大孔处垂直刺入椎管［图 2-1(a)］。然后将金属探针改向前刺入颅腔内，左右搅动，捣毁脑组织。如果金属探针在颅腔内，应有碰及颅底骨的感觉。再将金属探针退回至枕骨大孔，使针尖转向尾端，捻动金属探针使其刺入椎管，捣毁脊髓。此时应注意将脊柱保持平直。金属探针进入椎管时有一定的阻力，而且蛙出现下肢僵直或尿失禁现象。若脑和脊髓破坏完全，蛙下颌呼吸运动消失，四肢完全松软，失去一切反射活动。此时可将金属探针退出椎管。如蛙仍有反射活动，表示脑和脊髓破坏不彻底，应重新破坏。

2. 剥皮

沿着蛙背部-腹部-背部剪开皮肤，成一个环形的切口。一只手捏住蛙的头部，另一只手捏住其皮肤的边缘，向下剥去全部后肢的皮肤。

3. 剪除躯干上部、皮肤及内脏

用左手捏住蛙的脊柱，右手持粗剪刀在前肢腋窝处剪断脊柱，然后剪去脊柱两侧腹壁及内脏，注意避开坐骨神经，留下脊柱和后肢。将标本放在干净的任氏液中。然后，冲洗手及使用过的金属探针、剪刀。

4. 分离两腿

用镊子取出标本，左手捏住脊柱断端，将脊柱腹侧向上，用粗剪刀沿正中线将脊柱盆骨分为两半，勿伤其坐骨神经。将一半后肢标本置于盛有任氏液中备用，另一半放在蛙板上制作标本 [图 2-1(b)]。

5. 辨认蛙后肢的主要肌肉

蛙类的坐骨神经是由第 7、8、9 对脊神经从相对应的椎间孔穿出汇合而成，行走于脊柱的两侧，到尾端（肛门处）绕过坐骨联合，到达后肢背侧，行走于梨状肌下的股二头肌和半膜肌之间的坐骨神经沟内，到达膝关节腘窝处有分支进入腓肠肌 [图 2-1(c)]。

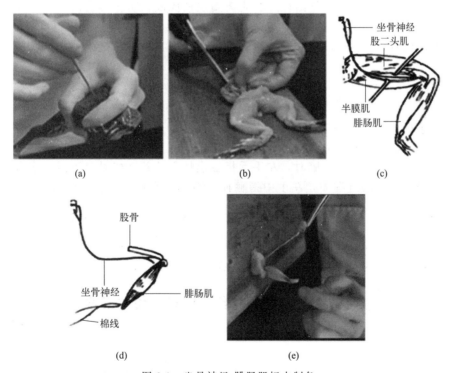

图 2-1 坐骨神经-腓肠肌标本制备
(a) 从枕骨大孔进针；(b) 分离两腿；(c) 辨认蛙后肢的主要肌肉；(d) 标本示意图；(e) 标本实图

6. 游离坐骨神经和腓肠肌

用蛙钉将标本绷直、固定。先在腹腔面用玻璃分针沿脊柱分离坐骨神经，然后在标本

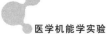

的背侧于股二头肌与半膜肌的肌肉缝内将坐骨神经与周边的结缔组织分离直到腘窝，但不要伤及神经，其分支用剪刀剪断。同样用玻璃分针将腓肠肌与其下的结缔组织分离并在其跟腱处穿线、结扎。

7. 剪去其他的组织

操作从脊柱向小腿方向进行。

（1）剪去多余的脊柱和肌肉　将后肢标本腹面向上，将坐骨神经连同 2～3 节脊椎用粗剪刀从脊柱上剪下来。再将标本背面向上，用镊子轻轻提起脊椎，自上而下剪去支配腓肠肌以外的神经分支，直至腘窝，并搭放在腓肠肌上。沿膝关节剪去股骨周围的肌肉，并将股骨刮净，用粗剪刀剪去股骨上端的 1/3（保留 2/3），制成坐骨神经-小腿的标本。

（2）制作坐骨神经腓肠肌标本　将脊椎和坐骨神经从腓肠肌上取下，提起腓肠肌的结扎线剪断跟腱。用粗剪剪去膝关节以下的骨头，便制成了坐骨神经-腓肠肌标本［图 2-1(d)、(e)］。

8. 检验标本

用蘸有任氏液的锌铜弓触及一下坐骨神经或用镊子夹持坐骨神经中枢端，腓肠肌发生迅速而明显的收缩，说明标本的兴奋性良好。将标本浸入盛有任氏液的培养皿中备用。

四、注意事项

1. 若用蟾蜍作实验动物，应避免蟾蜍体表毒液和血液污染标本，避免损伤和用力牵拉标本，不可用金属器械触碰神经干。

2. 在操作过程中，应用滴管给神经和肌肉滴加任氏液，防止其表面干燥，以免影响标本的兴奋性。

3. 标本制成后须放在任氏液中浸泡数分钟，使标本兴奋性稳定，再开始实验，效果会较好。

五、难点处理

本章的难点有以下两点：

（1）剥皮　在剪除躯干上部及内脏之前剥皮。

（2）破坏脑和脊髓　破坏脑时，左手示指触摸蛙下颌部，如果金属探针进入口腔，可以感知；在破坏脊髓的过程中，左手中指触摸蛙腹部的脊柱骨，如果金属探针进入腹腔，左手可以感知。

六、思考题

实验过程中组织的阈值是否会改变？为什么？

实验 2-2　蛙坐骨神经干动作电位的记录

一、实验原理

坐骨神经（sciatic nervus）是由很多阈值不同的神经纤维所组成的神经干（nerve trunk），兴奋时产生的动作电位为许多神经纤维的复合动作电位，与单根神经纤维的动作电位不同。

其一，神经干中神经纤维的兴奋性不同，阈值不同，随着刺激强度的增强，神经干中兴奋的神经纤维数目增多，复合动作电位幅度增大，当神经干全部神经纤维均兴奋时，复合动作电位的幅度达到最大，此时的强度即为最大刺激强度。所以，在一定范围内，神经干动作电位的幅度随刺激强度的增强而增大，不具有单根神经纤维动作电位"全或无"的特点。

其二，本次实验记录的动作电位，不是神经细胞内外的电位差，而是神经细胞传导动作电位过程中导致的两个记录电极之间的电位差。当神经干的一端受刺激而兴奋时，其兴奋波将先后通过两个引导电极处，这时可记录到两个方向相反的电位波形，称为双相动作电位（biphasic action potential）。若将两个引导电极之间的神经损伤，此时的兴奋波只通过第一个引导电极处，而不能传至第二个引导电极处，故只能记录到单方向的电位波形，称为单相动作电位（monophasic action potential）。

其三，用中等强度的电流刺激神经干表面，可记录到神经干动作电位，但在动作电位之前可出现了刺激伪迹。刺激伪迹是刺激电流沿神经干表面的电解质液传导到记录电极而被引导放大出来的电信号，可以作为刺激的标志。

二、实验对象

蟾蜍或蛙。

三、实验药品和器材

任氏液，培养皿，蛙类手术器械 1 套，神经标本屏蔽盒，刺激电极，引导电极（记录电极），BL-420N 生物信号采集与分析系统。

四、实验方法与步骤

1. 制备坐骨神经干标本

详见本章实验 2-1。将制作好的标本放置于盛有任氏液的培养皿中 5～10min，待其兴奋性稳定后再开始实验。

2. 连接装置

刺激电极导线一端的正极（黄色）和负极（绿色）分别连于神经标本屏蔽盒接口，另一端插入 BL-420N 生物信号采集与分析系统面板刺激输出端口；引导电极导线一端的正极（红）、负极（绿）和接地导线（黑色）分别与标本屏蔽盒接口，另一端分别插入 BL-420N 生物信号采集与分析系统面板 CH1 信号输入通道；将坐骨神经干标本放置于标本屏蔽盒的 7 根电极上，确保坐骨神经干中枢端与屏蔽盒内刺激电极接触，外周端与屏蔽盒内引导电极接触（图 2-2）。

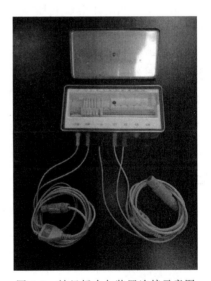

图 2-2　神经标本与装置连接示意图

3. 打开电源，启动计算机，打开 BL-420N 生物信号采集与分析系统。

五、实验项目

1. 神经干动作电位的引导

点击软件功能区菜单栏"实验模块"，先在下拉菜单中选择"神经肌肉实验"，然后选择"神经干动作电位的引导"子菜单，设置参数，开始刺激。

2. 观察神经干动作电位的幅度

一定范围内其幅度可随刺激强度变化而变化，并记下一定波宽时的阈刺激（threshold stimulus）和最大刺激（maximal stimulus）强度数值。

3. 观察双相动作电位波形

测量最大刺激时双相动作电位的波幅和持续时间数值。

4. 观察单相动作电位

用镊子将两个记录电极之间的神经夹伤或用药物（如普鲁卡因）局部阻断神经纤维的机能活动后，记录单相动作电位（图 2-3）。测量最大刺激时单相动作电位的波幅和持续时间。

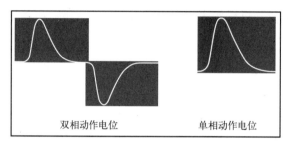

双相动作电位　　　　单相动作电位

图 2-3　双相及单相动作电位波形

5. 观察动作电位幅值与刺激强度之间的关系

在产生单相动作电位的基础上，调节刺激输出强度，使之从小到大变化，可观察到动作电位的波幅逐渐增大的过程。

记录结束后，点击"停止"按钮，保存实验结果，回到 BL-420N 生物信号采集与分析系统主界面。

六、注意事项

1. 在分离神经干过程中切勿损伤神经组织，以免影响实验效果。
2. 刺激神经时，其强度应由弱至强逐步增加，以免过强刺激伤害神经标本。

七、难点处理

本章的难点是保持神经干的活性。在分离神经干的过程中，用玻璃分针分离，尽量少用或不用铁器；剪掉神经分支时，要小心，不要剪断神经的主干；操作过程中多次用任氏液冲洗神经干，保持神经干湿润，减少对神经的污染。

八、思考题

1. 神经干动作电位与刺激强度有何关系？它与神经动作电位的"全或无"特性有矛盾吗？为什么？
2. 两个记录电极之间损伤神经后，为什么只出现单相动作电位？

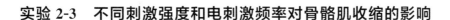

实验 2-3　不同刺激强度和电刺激频率对骨骼肌收缩的影响

一、实验原理

刺激（stimulation）兴奋组织必须具备三个条件，即足够的刺激强度和持续时间以及适当的刺激强度-时间变化率。在固定后两个条件的情况下，引起活组织细胞产生反应的最小刺激强度称为阈强度（threshold intensity，简称阈值）。阈值是衡量组织兴奋性高低的指标，阈值的大小与兴奋性的高低呈反向关系。强度为阈强度的刺激称为阈刺激（threshold stimulus）。小于或大于阈强度的刺激分别称为阈下刺激或阈上刺激。

坐骨神经干中含有许多神经纤维，阈值各不相同，首先引起兴奋性较高的神经纤维兴奋，进而引起其所支配的肌纤维收缩；随着刺激强度的增大，兴奋的神经纤维和肌纤维也增多。当所有的肌纤维均兴奋收缩时，肌肉呈现最大收缩幅度。

刺激的频率不同，肌肉收缩的形式亦不相同。每次刺激的时间间隔大于肌肉的收缩时程，肌肉产生单收缩（single twitch）；刺激频率逐渐增加，刺激的时间间隔小于肌肉的收缩时程而大于肌肉的收缩期，收缩张力曲线部分融合成齿状，产生不完全强直收缩（incomplete tetanus）；刺激频率继续增加，刺激的时间间隔小于肌肉的收缩期，收缩张力曲线完全融合，产生完全强直收缩（complete tetanus）。

二、实验对象

蟾蜍或蛙。

三、实验药品和器材

任氏液，蛙类手术器械 1 套，BL-420N 生物信号采集与分析系统，张力换能器，铁架台，双凹夹，屏蔽盒，刺激电极，培养皿，棉线和纱布等。

四、实验方法与步骤

1. 制备坐骨神经-腓肠肌标本

详见本章实验 2-1。

2. 连接装置

（1）将坐骨神经-腓肠肌标本的股骨置于屏蔽盒的固定孔内，坐骨神经置于刺激电极上。

（2）将腓肠肌跟腱处棉线的另一端连于张力换能器的弹簧片上，并将张力换能器用双凹夹固定在铁架台上（有商标字样的一面朝上），然后上下调整张力换能器的高度，使棉线与张力换能器垂直且松紧合适（连线太松或太紧，肌肉收缩曲线均无法显示出来）。张力换能器数据线插头插入 BL-420N 生物信号采集与分析系统面板 CH1（1 通道）。刺激电极与 BL-420N 生物信号采集与分析系统面板的刺激输出接口相连。

（3）调试仪器：打开电源，启动计算机，打开 BL-420N 生物信号采集与分析系统。

五、实验项目

1. 不同刺激强度对骨骼肌收缩张力的影响

点击软件功能区菜单栏"实验模块"，先在下拉菜单中选择"神经肌肉实验"，然后选择"刺激强度与反应的关系"子菜单，在出现的对话框中设置参数，开始实验，记录收缩

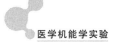

曲线（图2-4）。

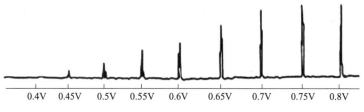

图2-4　不同刺激强度下骨骼肌收缩曲线

2.不同刺激频率对骨骼肌收缩形式的影响

点击软件功能区菜单栏"实验模块"，先在下拉菜单中选择"神经肌肉实验"，然后再选择"刺激频率与反应的关系"子菜单，在出现的对话框中设置参数，开始实验，记录收缩曲线（图2-5）。

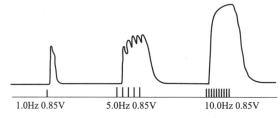

图2-5　不同刺激频率下骨骼肌收缩曲线

上述实验项目完成后，点击软件"停止"按钮，保存实验结果。然后通过数据反演对各项实验结果进行编辑处理并打印。最后依次关闭 BL-420N 生物信号采集与分析系统软件、计算机及电源。

六、注意事项

1.标本制作完成后须放入盛有任氏液的培养皿中5～10min，待标本的兴奋性稳定后再进行实验。

2.两次实验之间应间隔1～2min，以免肌肉疲劳而影响实验结果。

七、难点处理

本章的难点是保持神经干和肌肉的活性，详见实验2-2的难点处理。

八、思考题

1.一定范围内刺激的强度增加，肌肉收缩的幅度有何变化？为什么？

2.随着刺激频率的增高，肌肉收缩形式有何变化？为什么？

3.肌肉收缩张力曲线融合时，神经干和肌细胞的动作电位是否融合？为什么？

4.神经干的兴奋是如何引起肌细胞收缩的？

第二节　血液系统实验

学习目标

【知识目标】掌握测定红细胞渗透脆性、红细胞沉降率、出血时间和凝血时间的方法，掌握影响血液凝固的因素，掌握 ABO 血型鉴定方法；熟悉红细胞的生理特性、血液凝固的过程以及 ABO 血型的分型；了解渗透压重要生理作用、钙离子和纤维蛋白原等凝血因子在血液凝固中的作用、毛细血管及血小板的止血功能以及凝聚反应。

【能力目标】应用红细胞、血小板、凝血因子以及血型的理论知识，解释红细胞渗透脆性、红细胞沉降率、出血时间和凝血时间、影响血液凝固的因素以及 ABO 血型的凝聚反应；形成理论联系实际的知识体系。

【素质目标】培养学生血液系统检测的动手能力；认真观察实验现象，养成严肃认真的科学态度；分析实验结果，培养学生思考问题的能力。

实验 2-4　红细胞渗透脆性的测定

一、实验原理

在正常生理状态下，红细胞内的渗透压与血浆渗透压相等，红细胞保持双凹圆碟形。与血浆渗透压相等的溶液称为等渗溶液，如 0.9％NaCl 溶液，红细胞在其中可保持正常的形态和大小。将红细胞置于低渗溶液中，在渗透压差的作用下水进入细胞内，红细胞逐渐膨大呈球形，直至破裂而发生溶血。红细胞在低渗盐溶液中发生膨胀破裂的特性称为红细胞渗透脆性（osmotic fragility）。

红细胞对低渗溶液具有一定的抵抗力，其大小与红细胞膜渗透脆性有关。在机体内，各红细胞的渗透脆性是不同的。刚成熟的红细胞，其膜的渗透脆性较小，而衰老的红细胞膜的渗透脆性较大。红细胞对低渗盐溶液的抵抗力小，表示渗透脆性高；反之，表示渗透脆性低。临床上有些疾病可影响红细胞的渗透脆性，故测定红细胞的渗透脆性有助于某些疾病的诊断。

本实验将血液滴入不同浓度的 NaCl 溶液中，当开始出现溶血现象时，此时的 NaCl 溶液浓度为红细胞最小抵抗力，正常为 0.42％～0.46％NaCl 溶液，即红细胞的最大渗透脆性；当出现完全溶血时，此时低渗 NaCl 溶液浓度代表红细胞的最大抵抗力，正常时为 0.28％～0.32％NaCl 溶液，即红细胞的最小渗透脆性。

二、实验对象

家兔。

三、实验药品和器材

1％NaCl 溶液，蒸馏水，10ml 试管 10 支，2ml 吸管 2 支，2ml 注射器 1 个，8 号针头，试管架，滴管，载玻片，显微镜。

四、实验方法与步骤

1. 溶液的配制

取试管 10 支，编号后，按表 2-1 制成不同浓度的 NaCl 溶液。

表 2-1　不同浓度 NaCl 溶液的配制

类别	1	2	3	4	5	6	7	8	9	10
1% NaCl 溶液体积/ml	0.9	0.65	0.6	0.55	0.5	0.45	0.4	0.35	0.3	0.25

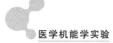

续表

类别	1	2	3	4	5	6	7	8	9	10
蒸馏水/ml	0.1	0.35	0.4	0.45	0.5	0.55	0.6	0.65	0.7	0.75
NaCl 溶液浓度/%	0.9	0.65	0.6	0.55	0.5	0.45	0.4	0.35	0.3	0.25

2. 采集血液标本

先用抗凝剂润湿 2ml 注射器，然后从家兔静脉采血 1ml，立即向每一试管中各加一滴血，将试管夹在两掌心中迅速搓动，使血液与试管内 NaCl 溶液混匀（切勿用力振荡），室温下放置 1h 后观察结果。多余血液注入盛有 0.1ml 3.8% 枸橼酸钠的试管内。加以混合，以备重复实验使用。

五、实验项目

1. 记录红细胞渗透脆性范围，即开始溶血时的 NaCl 溶液浓度到完全溶血时的 NaCl 溶液浓度。按下列标准判断开始溶血、不完全溶血或完全溶血。

（1）上清液无色，管底为混浊红色或有沉淀的红细胞，表示没有溶血。

（2）上清液呈淡红色，管底为混浊红色表示只有部分红细胞破裂溶解，为不完全溶血。开始出现部分溶血的 NaCl 溶液浓度，即为红细胞的最小抵抗值，也是红细胞的最大渗透脆性。

（3）管内液体完全变成透明的红色，管底无细胞沉积，为完全溶血。引起红细胞完全溶解的最低 NaCl 溶液浓度，即为红细胞的最大抵抗值，即红细胞的最小渗透脆性。

2. 取第 5 管和第 8 管的红细胞悬浮液各 1 滴，分别放在 2 张载玻片上，盖上盖玻片，在显微镜下观察红细胞的形态，比较两者的区别。

六、注意事项

1. 试管应按编号顺序放置，以防颠倒弄错。

2. 吸取蒸馏水和 0.9% NaCl 溶液量要准确，每支试管内所加血液量应尽可能一致。

3. 滴加血液时要靠近液面，使血滴轻轻滴入溶液，以免血滴受到的冲击力太大，使红细胞破损而造成溶血的假象。加入血滴后，轻轻摇匀溶液，切勿剧烈振荡。

4. 以白色为背景，在光线明亮处进行观察结果。如对完全溶血管有疑问，可用离心机离心后，取试管底部液体一滴，在显微镜下观察是否有红细胞存在。

七、难点处理

本实验的难点是血液标本在体外溶血，从而影响实验的准确度。导致血液标本溶血的原因有很多：

（1）抽血的注射器、针头或容器不干燥、不干净。

（2）静脉采血时，为增加血流而过度挤压采血部位；压迫时间最好不要超过 30s；静脉穿刺不畅，损伤组织过多。

（3）抽血速度太慢或太快。

（4）抗凝血混合时，振荡力量过大。

（5）血液存放时间过长。

（6）注入试管时未取下针头，或者推出时产生大量的气泡。

操作过程中，避免以上 6 点，防止血液标本在体外溶血。

八、思考题

1. 测定红细胞渗透脆性有何临床意义？
2. 何谓红细胞的最小渗透脆性和最大渗透脆性？

实验 2-5　红细胞沉降率的测定

一、实验原理

红细胞膜表面有一层带负电荷水化膜，血浆白蛋白带负电荷，球蛋白带正电荷，使得红细胞不易叠连下沉而处于悬浮状态。若加入抗凝物质，红细胞就会因为重力而下沉，上面留下一层黄色透明的血浆。临床上以第 1h 红细胞下降的距离作为血沉。任何影响红细胞重力和血浆间摩擦力的因素均可影响血沉。本实验将抗凝血置于具有刻度的沉降管，放在血沉架上，垂直静置，测量血沉。

二、实验对象

家兔。

三、实验药品和器材

3.8% 枸橼酸钠溶液，5ml 注射器，8 号针头，小试管，魏氏沉降管，血沉架，橡皮吸球。

四、实验方法与步骤

（1）取干净小试管 1 支，加入 3.8% 枸橼酸钠溶液 0.4ml 备用。用 3.8% 枸橼酸钠溶液湿润 5ml 注射器，从家兔耳缘静脉取血 2ml，向盛有 3.8% 枸橼酸钠溶液的试管内注入血液 1.6ml，用手指封住试管口上下轻轻颠倒 2～3 次，使血液与抗凝剂充分混匀，制成抗凝血液。

（2）将橡皮吸球置于魏氏沉降管的顶端，吸取抗凝血液至"0"刻度处，操作过程中不能有气泡混入。拭去沉降管尖端外周的血迹，将沉降管垂直固定于血沉架上静置，开始计时。

五、实验项目

1. 在 1h 末观察沉降管内血细胞下降的距离，该值即为红细胞沉降率（mm/h）。
2. 读取数据后，排出沉降管内血液，用清水洗涤、晾干。

六、注意事项

1. 小试管、沉降管、注射器均应清洁、干燥。
2. 抗凝剂应新鲜配制，血液与抗凝剂的容积比例为 4∶1。

七、难点处理

本章重点是静脉穿刺，具体操作见第一章医学机能学实验基础知识第四节实验动物中"四、实验动物的给药"中的"兔耳缘静脉注射"。

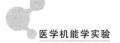

八、思考题

1. 临床上影响红细胞沉降率的因素有哪些？
2. 红细胞沉降率正常值（魏氏法）是多少？

实验 2-6　影响血液凝固的因素

一、实验原理

血液凝固（blood coagulation）是指血液由流动的液体状态变成不流动的凝胶状态的过程，需要多种凝血因子的参与。血液凝固实质就是凝血因子按一定顺序相继激活使血浆中的可溶性纤维蛋白原变为不溶性纤维蛋白的过程。血液凝固过程可分为三个阶段：凝血酶原酶复合物的形成、凝血酶的激活和纤维蛋白的生成。

根据凝血酶原酶复合物形成中所参与的凝血因子不同，可将血液凝固分为内源性凝血途径和外源性凝血途径。内源性凝血途径是指参与凝血的因子全部来自血液，外源性凝血途径是血液之外的组织因子启动的凝血过程。本实验直接从颈总动脉取血，血液几乎未与组织因子接触，凝血过程可以认为是内源性凝血。

血液凝固受多种理化因素的影响，温度、接触面的粗糙程度、抗凝物质、凝血因子数量均可影响血液凝固。

二、实验对象

健康家兔。

三、实验药品和器材

20％氨基甲酸乙酯，液体石蜡，肝素，草酸钾，冰块，家兔手术器械，小烧杯 2 个，竹签，棉花，清洁小试管 10 支，0.5ml 吸管，滴管，秒表，水浴装置一套。

四、实验方法与步骤

1. 麻醉与固定

从兔耳缘静脉缓慢注入 20％氨基甲酸乙酯（5ml/kg），待其麻醉后固定于手术台上。

2. 兔颈总动脉插管采血

剪去颈部的被毛，正中线切开颈部皮肤 5～7cm，分离皮下组织和肌肉，暴露气管，在气管两侧的深部找到颈总动脉，分离出一侧颈总动脉，远心端用线结扎阻断血流，近心端夹上动脉夹，用眼科剪一斜口，向心脏方向插入动脉插管，用丝线固定。需放血时开启动脉夹即可。

五、实验项目

1. 影响血凝的因素血液凝

取 7 支干净的小试管并编号，按表 2-2 准备各种不同的实验条件。取血液注入准备好的 7 支试管中，每管各 2ml，每 30s 倾斜试管一次，观察是否发生凝固，直至血液不再流动为止，记录血液凝固的时间并分析原因。

表 2-2 影响血液凝固的因素

实验条件	凝血时间/min
① 管内不加其他物质,放入血液 2ml	
② 试管内放少量棉花,并放入 2ml 血液	
③ 用液体石蜡涂试管内表面,并放入 2ml 血液	
④ 试管内放 2ml 血,保温于 37℃的水浴中	
⑤ 试管内放 2ml 血,将其放入冰块中	
⑥ 试管内放入肝素 8IU,再放入 2ml 血,并将其混匀	
⑦ 试管内放 1mg 草酸钾,再放入 2ml 血后混匀	

2.观察纤维蛋白原在凝血过程中的作用

取兔动脉血 10ml,分别注入 2 个小烧杯中,一杯静置,另一杯用竹签沿一个方向进行轻轻搅拌,直至看见竹签上有丝状物缠绕,用水冲洗,竹签上残留的白色丝状物就是纤维蛋白,这样烧杯内剩余的血液即为去纤维蛋白血;然后比较两杯的血液凝固情况。

六、注意事项

1.试管编号必须记清楚。

2.准备好各试管按顺序连续放血。

3.每管凝血时间的计时应从血液放入该管开始。

七、难点处理

本章难点是颈总动脉插管,具体操作见第一章医学机能学实验基础知识第四节实验动物中"七、实验动物常用的手术操作技术"中颈总动脉插管的注意事项。

八、思考题

1.分析本实验每一项结果产生的原因。

2.临床上常用的抗凝剂有哪些?抗凝机制分别是什么?

实验 2-7 出血时间和凝血时间的测定

一、实验原理

出血时间(bleeding time)是指从小血管破损后出血至自行停止出血所需的时间。生理性止血的基本过程包括血管收缩、血小板止血栓形成和血液凝固。当机体受伤后,首先是受损血管局部和附近的小血管收缩,血小板相互黏着、聚集,形成血小板血栓堵塞伤口,初步止血。因此,测定出血时间能了解毛细血管和血小板的功能状态。正常人出血时间为 1～4min(纸片法),出血时间延长常见于血小板减少或血小板功能障碍。

凝血时间(clotting time)是指自血液流出血管到出现纤维蛋白细丝所需的时间,测定凝血时间主要反映有无凝血因子缺乏或减少。凝血时间正常值为 2～8min(玻片法)。

二、实验对象

人。

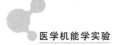

三、实验药品和器材

采血针，75％酒精棉球，干棉球，秒表，滤纸条，玻片及大头针等。

四、实验方法与步骤

以75％酒精棉球消毒耳垂或末节指端，用消毒后的采血针快速刺入皮肤 2～3mm，让血自然流出，不可挤压，立即计时。

五、实验项目

1. 出血时间的测定

血流出后立即记下时间，每隔 30s 用滤纸条轻触血液，吸去流出的血液，使滤纸上的血点依次排列，直到无血液流出为止。记下开始出血和停止出血的时间，算出出血时间，或以滤纸条上血点数除以 2 即为出血时间。正常人为 1～4min。

2. 凝血时间的测定

操作同步骤同上，用玻片接下自然流出的第一滴血，立即记下时间，然后每隔 30s 用针尖挑一次血，直至挑起纤维蛋白细丝为止。这个过程所用的时间即为凝血时间。正常人为 2～8min。

六、注意事项

1. 采血部位须严格消毒，以防感染。
2. 采血针应锐利，让血自然流出，不可挤压。刺入深度要适宜，如果过深，组织受损过重，反而会使凝血时间缩短。

七、难点处理

本章的难点是测定时间不准确，常见的原因如下：
（1）吸血时，滤纸接触伤口，影响结果的准确性。
（2）针尖挑血，应朝向一个方向横穿直挑，如果多方向挑动和挑动次数过多，可破坏纤维蛋白网状结构，造成不凝血假象。

八、思考题

1. 出血时间测定的临床意义是什么？
2. 患者出血时间延长，其凝血时间也一定延长吗？

实验 2-8　ABO 血型鉴定

一、实验原理

血型（blood group）是指红细胞上特异抗原的类型。在 ABO 血型系统，根据红细胞膜上含有的 A、B 抗原不同而分为 A、B、AB、O 型。正常情况下，血清中不含对抗自身凝集原的凝集素（抗体），如 A 型血的人红细胞表面为 A 凝集原，血清中不含有抗 A 抗体，而含有抗 B 抗体。当凝集原与其对应的凝集素相遇时，红细胞会聚集在一起，形成一簇簇不规则的红细胞团，随后，在补体的作用下出现红细胞破裂，发生溶血，称为凝集反应，属于抗原-抗体反应。因此，输血前必须进行血型鉴定和交叉配血试验。

血型鉴定是将受试者的红细胞悬液加入标准 A 型血清（standard serum A）（含足量的抗 B 抗体）与标准 B 型血清（standard serum B）（含足量的抗 A 抗体）中，观察有无凝集反应，从而判断受试者红细胞上有无 A 或/和 B 抗原，确定血型。

二、实验对象

人。

三、实验药品和器材

75％酒精，显微镜，离心机，采血针，玻片，滴管，1ml 吸管，小试管，试管架，竹签，碘酒，棉球，消毒棉签，标准 A、B 型血清，生理盐水。

四、实验方法与步骤

1. 玻片法

（1）将双凹玻片两端分别标上"A"和"B"，并在相应的小凹中加入 A 型（含抗 B 抗体）或 B 型（含抗 A 抗体）标准血清 1 滴。

（2）用 75％酒精棉球消毒耳垂或指腹，用消毒的一次性采血针刺破皮肤 2～3mm 深，滴 1 滴血液于 1ml 生理盐水的小试管中混匀，制成红细胞混悬液。然后用滴管吸取红细胞悬液，在 2 个小凹中各加入 1 滴红细胞混悬液，并用竹签将其混匀，静置于实验台上。

（3）15min 后，用肉眼观察红细胞有无凝集现象。如肉眼看不清楚，可置于显微镜下观察。然后根据红细胞凝集现象的结果鉴定血型。判断凝集的标准为：如显微镜下红细胞分散存在，无凝集现象，为阴性；如红细胞聚集成团，呈红色颗粒状或小片状凝集块，为阳性（图 2-6）。

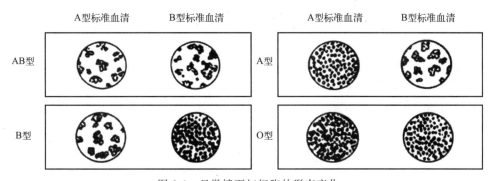

图 2-6　显微镜下红细胞的形态变化

2. 试管法

取小试管 2 支，分别标明"A""B"字样，分别加入 A、B 型标准血清与受试者的红细胞悬液各 1 滴，混匀后离心 1 分钟（100 转/分钟）。取出试管后，用手指轻弹试管底，使沉淀物被弹起，在良好的光源下观察结果。若沉淀物成团漂浮，表示发生了凝集反应；若沉淀物边缘呈烟雾状逐渐上升，最后使试管内液恢复红细胞悬液状态，表示无凝集反应。

五、注意事项

1. 试管法较玻片法结果准确。

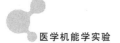

2.吸取 A 型、B 型标准血清及红细胞悬液时，应使用不同的滴管。

3.肉眼看不清凝集现象时，可在低倍显微镜下观察。

4.红细胞悬液浓度不能太低，否则可出现假阴性反应。

六、难点处理

本章难点是血型误判。A 型血分为 A1 和 A2，A2 型血的红细胞和抗 A 抗体反应较弱，聚集成团不明显。如果用玻片法鉴定血型，一定要在显微镜下对比没有加抗体的红细胞悬液和加入抗体的红细胞悬液。

七、思考题

1.为什么坚持同型血相输的原则？

2.统计本班同学 ABO 血型的分布情况，是否有统计学意义？

第三节　循环系统实验

学习目标

【知识目标】掌握暴露蛙心的方法、离体蛙心插管的方法、在体蛙心搏动曲线记录方法、间接测量人体动脉血压的方法、心音听诊的方法、心电图常见的波形及生理意义、整体情况下心血管活动的神经体液调节、正常心音的特点并能分辨第一和第二心音；熟悉蛙心的结构、蛙肠系膜微循环内各血管及血流特点；了解哺乳类动物动脉血压的直接测量方法、人体体表心电图的记录方法、某些因素对血管舒缩活动的影响。

【能力目标】应用 Ca^{2+}、肾上腺素（E）和乙酰胆碱（ACh）等化学物质对离体蛙心活动的影响，解释心脏正常节律活动的必要条件；应用斯氏结扎法观察蛙心不同部位搏动频率的变化，解释蛙心起搏点的位置；应用心脏活动的不同时期给予刺激，心脏收缩活动的变化，解释心肌兴奋过程中兴奋性的周期性变化及特点；应用心音的听诊特点，解释心音产生的机制；应用人体心电图的描记及测量，解释心电图常见波形的生理意义；应用人体动脉血压的测定，解释其原理，应用神经和体液因素对动脉血压的影响，解释心血管活动调节的基本过程，形成分析问题，解决问题的能力，科学的思维能力。

【素质目标】培养学生理论联系实际的能力，科学的思维能力、良好的团队协作精神；养成严肃认真的科学态度，严谨求实的工作作风；具备良好的专业素质。

实验 2-9　蛙心起搏点的观察

一、实验原理

心脏的特殊传导系统具有自律性（自动节律性），但各部分的自律性不同。蛙心的起搏点是静脉窦（哺乳动物的起搏点是窦房结）。正常情况下，静脉窦（窦房结）的自律性最高，其节律性兴奋依次传到心房、房室交界区、心室，引起整个心脏兴奋和收缩，因此静脉窦（窦房结）是心脏的正常起搏点；其他自律组织仅起着传导兴奋的作用，只有当正常起搏点被破坏或传导系统发生障碍时，它们才可能自动产生兴奋，故称之为潜在起搏点。

二、实验对象

蛙或蟾蜍。

三、实验药品和器材

任氏液，蛙板，蛙类手术器械一套，蛙钉，探针，秒表，组织剪，眼科镊等。

四、实验方法与步骤

1. 暴露蛙心

取蛙或蟾蜍 1 只，用探针破坏脑和脊髓，将其仰卧位固定在蛙板上。用组织剪于剑突处向两侧锁骨肩峰端呈倒三角形剪开皮肤，用粗剪刀剪开胸壁，剪去胸骨、锁骨，可见心脏包在心包中，切勿损伤心脏，用蛙钉把两前肢固定在蛙板上。用镊子提起心包膜，用眼科剪仔细将其剪开，暴露蛙的心脏。

2. 辨认蛙心结构

按图 2-7 所示识别蛙心结构，从腹面观可以看到左、右心房，房室沟，心室，主动脉球及左、右主动脉干。用细镊子在主动脉干下穿一线备用。将连有线的蛙心夹夹住心尖，轻提心并翻向头侧，可从背面观看到静脉窦以及心房与静脉窦交界处的半月形白线，即窦房沟。

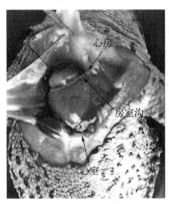
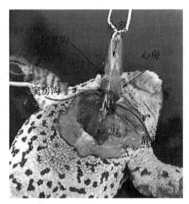

腹面观　　　　　　　　　　背面观

图 2-7　蛙心的腹面观和背面观

五、实验项目

1. 观察蛙心各部分收缩的顺序

从心脏背面观察静脉窦，心房和心室的跳动，记录每分钟跳动的次数（次/min），注意它们的跳动顺序。

2. 斯氏第一结扎

分离主动脉两分支的基部，用眼科镊在主动脉干下穿一细线。将蛙心心尖翻向头端，暴露心脏背面，在窦房沟处将预先穿入的线做一结扎（即斯氏第一结扎），阻断静脉窦和心房之间的传导。观察蛙心各部分跳动的节律有何变化，并记录各自跳动的频率（次/min）。待心房、心室恢复跳动后，再分别记录心房、心室恢复跳动的时间和蛙心各部分的跳动频

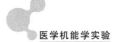

率（次/min）。

3.斯氏第二结扎

第一结扎完成后，再在心房与心室之间（即房室沟）用线做第二结扎（即斯氏第二结扎）。结扎后，会观察到心室停止跳动，而静脉窦和心房继续跳动，经过较长时间的间歇后，心室又开始恢复跳动，记录心室复跳时间，以及蛙心各部分的跳动频率（次/min）。

认真观察，并将上述实验结果填入表 2-3 中。

表 2-3　结扎前后心脏跳动频率

结扎阶段	静脉窦	心房	心室
结扎前			
结扎窦房沟后			
结扎房室沟后			

六、注意事项

1.实验时，室内温度要适宜。

2.结扎每条线后，需稍等一段时间后观察蛙心活动情况。

3.提起和剪开心包膜时要细心，避免损伤心脏。

七、难点处理

该实验的难点是斯氏第一结扎和斯氏第二结扎，处理方法如下：

（1）在结扎前要认真识别心脏的结构。

（2）结扎部位要准确，不可结扎住静脉窦，结扎时用力需逐渐增加，直到心房或心室搏动停止。

（3）斯氏第一结扎后，若心室长时间不恢复跳动，实施斯氏第二结扎则可能使心室恢复跳动。

八、思考题

1.斯氏第一结扎后，心房、心室跳动发生什么变化？为什么？

2.斯氏第二结扎后，心房、心室跳动频率有何不同？为什么？

3.根据结扎前后蛙心各处跳动频率的变化分析蛙心的起搏点。

实验 2-10　期前收缩与代偿间歇

一、实验原理

心肌兴奋后，其兴奋性（excitability）会发生周期性的变化，依次经历有效不应期、相对不应期和超常期，其中有效不应期（effective refractory period）特别长，持续整个收缩期和舒张早期。所以，在心脏的收缩期和舒张早期内，任何刺激均不能引起心肌兴奋与收缩，但在舒张早期以后的舒张中、晚期，给予一次阈上刺激，使心室肌在正常的窦房结的冲动到达之前，提前产生一次兴奋和收缩，称为期前收缩（premature systole）或期前兴奋。期前收缩也有自己的有效不应期，如果正常的窦房结的冲动到达心室时，正好落在心室期前收缩的有效不应期内，则此次窦房结的冲动就不能引起心室产生新的兴奋和收缩。

直到再次正常的窦房结的冲动到达时，心室才能产生兴奋和收缩。这样，心室在期前收缩之后会出现一段较长的舒张期，称为代偿间歇（compensatory pause）。

二、实验对象

蟾蜍或蛙。

三、实验药品和器材

任氏液，蛙类手术器械 1 套，蛙心夹，吸管，铁架台，手术线，探针，张力换能器，刺激电极，BL-420I 系统等。

四、实验方法与步骤

1. 暴露蛙心

取蛙或蟾蜍 1 只，用探针破坏脑和脊髓，将其仰卧位固定在蛙板上。用组织剪于剑突处向两侧锁骨肩峰端呈倒三角形剪开皮肤，用粗剪刀剪开胸壁，剪去胸骨、锁骨，可见心脏包在心包中，切勿损伤心脏，用蛙钉把两前肢固定在蛙板上。用镊子提起心包膜，用眼科剪仔细将其剪开，暴露蛙的心脏。

2. 连接装置

（1）先用系有手术线的蛙心夹在心室舒张期夹住心尖约 1mm，再将手术线连接至张力换能器的弹簧片上，调整张力换能器的高度，使手术线与张力换能器垂直且松紧适宜（太松或太紧均无法正常描记心脏搏动曲线），最后将张力换能器数据线的信号输入插头插入 BL-420I 系统面板 1 通道（CH1）。如图 2-8 所示。

（2）将刺激电极用双凹夹固定于铁架台上，并使其两极和心室密切接触，刺激电极的另一端连接至 BL-420I 系统面板刺激输出端口。

3. 调试仪器

打开电源，启动计算机，打开 BL-420N 系统软件。

五、实验项目

1. 记录一段蛙心正常的搏动曲线，点击软件功能区菜单栏"实验模块"，在下拉菜单中选择"循环实验"，再选择"期前收缩和代偿间歇"子菜单，调节参

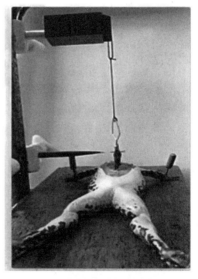

图 2-8　期前收缩与代偿间歇
实验装置连接示意图

数、波形大小及疏密程度以获取理想的蛙心搏动曲线，辨别曲线的收缩期和舒张期。

2. 用单个中等强度的阈上刺激，分别在心室的收缩期或舒张早期给予刺激，观察能否引起期前收缩。

3. 用单个中等强度的阈上刺激，在心室舒张的中后期给予刺激，观察能否引起期前收缩。

4. 若刺激产生了期前收缩，观察是否出现代偿间歇。

上述实验项目完成后，点击软件"停止"按钮，关闭软件，再依次关闭 BL-420I 系统、计算机及 BL-420I 系统电源。

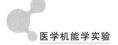

六、注意事项

1.实验过程中，应经常用任氏液湿润心脏。

2.用蛙心夹夹住心尖时不要刺破心脏。

3.心搏动曲线的上升支应代表心室收缩，下降支代表心室舒张。如相反则应将张力换能器倒向。

七、难点处理

该实验的难点是如何确定刺激强度是否适当，可先用刺激电极刺激蟾蜍或蛙腹壁肌肉，以检查强度是否有效。还要确保蛙心夹与张力换能器的连线垂直，且松紧合适。

八、思考题

1.以中等强度的刺激在心脏的收缩期或舒张早期给予刺激，能否引起期前收缩？为什么？

2.期前收缩之后为什么会出现代偿间歇？

3.如果心率很慢，期前收缩之后是否一定出现代偿间歇？为什么？

实验 2-11　化学物质对离体蛙心活动的影响

一、实验原理

心脏正常的节律性活动必须在适宜的理化环境中才能维持，一旦适宜的理化环境被干扰或破坏，心脏的正常活动就会受到影响。心脏受交感神经和副交感神经的双重支配，交感神经兴奋时，其末梢释放去甲肾上腺素（norepinephrine，NE），使心肌收缩力加强，传导增快，心率加快。而迷走神经兴奋时，其末梢释放乙酰胆碱（acetycholine，ACh），使心肌收缩力减弱，传导减慢，心率减慢。蛙的心脏离体后，用理化特性近似于血浆的任氏液灌流，在一定时间内，可保持节律性的收缩和舒张活动。当用含有不同成分的灌流液灌流离体蛙心时，心脏跳动的幅度和频率将发生改变。说明心脏正常的节律性活动需要一个相对稳定的理化环境。

二、实验对象

蛙或蟾蜍。

三、实验药品和器材

任氏液，0.65％NaCl 溶液，2％$CaCl_2$ 溶液，1％KCl 溶液，1：10000 肾上腺素和1：100000 乙酰胆碱，蛙类手术器械 1 套，蛙心插管，蛙心夹，试管夹，张力换能器，铁架台，手术线，烧杯，吸管和记号笔等。

四、实验方法与步骤

1.暴露蛙心

取蛙或蟾蜍 1 只，用探针破坏脑和脊髓，将其仰卧位固定在蛙板上。用组织剪于剑突处向两侧锁骨肩峰端呈倒三角形剪开皮肤，用粗剪刀剪开胸壁，剪去胸骨、锁骨，可见心脏包在心包中，切勿损伤心脏，用蛙钉把两前肢固定在蛙板上。用镊子提起心包膜，用眼科剪仔细将其剪开，暴露蛙的心脏。仔细识别心房、心室、动脉圆锥、主动脉、静脉窦、前后腔静脉等（图2-7）。

2. 蛙心插管

分别在主动脉干和左侧主动脉下穿一根手术线，并结扎左侧主动脉。提起结扎线，在左侧主动脉靠近动脉分叉处剪一"V"形切口，将盛有少量任氏液的蛙心插管从切口插入动脉至动脉圆锥，随之将蛙心插管稍向后退，在心室收缩期时，向左下插入心室，若插管成功插入心室，则插管内液面上下波动（若无波动，需反复试插直至液面波动），随后尽快用吸管将泵入插管内的血液吸出，并反复用任氏液冲洗直至液体完全澄清，最后将主动脉下方的手术线扎紧并固定在蛙心插管的侧面的小突起上，以免蛙心插管滑脱（图2-9）。

3. 摘取蛙心

先剪断左、右主动脉，再用连有手术线的蛙心夹夹住心尖并提起，在静脉窦与腔静脉交界处穿线并结扎（结扎时勿伤及静脉窦），随后剪断与心脏相连的所有组织，将心脏离体（图2-10）。

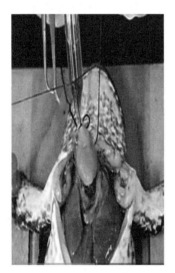
图 2-9　蛙心插管

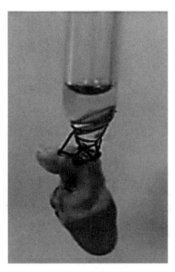
图 2-10　离体蛙心

4. 连接装置

将连有蛙心的蛙心插管用试管夹和双凹夹固定在铁架台上，同时将张力换能器固定在铁架台上。然后将手术线的另一端连在张力换能器的弹簧片上，上下调整张力换能器的高度，使手术线与张力换能器垂直且松紧适宜，不要太松也不要太紧，最后将张力换能器数据线插头插入 BL-420I 系统面板 CH1 通道。

5. 调试仪器

打开电源，启动计算机，打开 BL-420N 系统软件。

五、实验项目

1.点击软件功能区菜单栏"实验模块"，在下拉菜单中选择"循环实验"，再选择"蛙心灌流"子菜单，观察正常心脏搏动曲线。

2.将蛙心插管内的任氏液全部吸出，更换为 0.65％NaCl 溶液，记录并观察曲线变化。

当效应明显后立即吸出灌流液，用新鲜任氏液反复换洗至心搏曲线恢复正常，再进行下一项实验。

3. 滴加 1~2 滴 1‰ KCl 溶液于插管内的任氏液中，记录并观察曲线变化。当效应明显后立即吸出灌流液，用任氏液反复换洗至心搏曲线恢复正常，再进行下一项实验。

4. 滴加 1~2 滴 2‰ CaCl₂ 溶液于插管内的任氏液中，记录并观察曲线变化。当效应明显后立即吸出灌流液，用任氏液反复换洗至心搏曲线正常，再进行下一项实验。

5. 滴加 1~2 滴 1:100000 乙酰胆碱于插管内的任氏液中，记录并观察曲线变化。当效应明显后立即吸出灌流液，用任氏液反复换洗至心搏曲线恢复正常，再进行下一项实验。

6. 滴加 1~2 滴 1:10000 肾上腺素溶液于插管内的任氏液中，记录并观察曲线变化。当效应明显后立即吸出灌流液，用任氏液反复换洗至心搏曲线恢复正常。

上述实验项目完成后，点击软件"停止"按钮，关闭软件，依次关闭 BL-420I 系统、计算机及 BL-420I 系统电源。

六、注意事项

1. 在蛙心插管上用记号笔做一标记，每次换液时，确保插管内的液面高度保持一致。

2. 加试剂时，先加 1~2 滴，用吸管混匀，如作用不明显时可再补加。

3. 一个实验项目结束后，须待曲线平稳后再进行下一项实验，并对每一项结果添加实验标记。

4. 随时滴加任氏液于心脏表面使之保持湿润。

5. 本实验所用药液种类较多，注意避免通过吸管互相污染。

6. 当某种灌流液作用明显时应立即吸出灌流液，并用任氏液反复换洗数次，以免心肌受损而影响后续实验。

七、难点处理

实验的难点是蛙心插管，蛙心插管时应轻柔，以免戳穿心室，在结扎血管时，不要扎住静脉窦，经主动脉瓣插入心室腔时，不可插入过深，以免心室壁堵住插管下口。摘取蛙心时勿伤及静脉窦。

八、思考题

1. KCl 对心脏活动有何影响？机制如何？

2. 临床上常用肾上腺素抢救心搏骤停患者，为什么？

实验 2-12　人体动脉血压的测定

一、实验原理

测定人体动脉血压最常用的方法是袖带法，这是一种间接测量法，即用血压计 (sphygmomanometer) 的袖带 (cuff) 在动脉外加压，根据科罗特科夫音 (Korotkoff sound) 的变化来测量 (measurement) 血压的高低，这种方法是俄国学者 Korotkoff 首创，所以又称 Korotkoff (科罗特科夫) 听诊法。

通常血液在血管内流动时没有声音，如果血流经过狭窄处形成涡流，就会发出声音。当缠于上臂的袖带内的压力超过收缩压时，完全阻断了肱动脉内的血流，此时听不到声音也触不到肱动脉脉搏。当袖带内压力比肱动脉的收缩压稍低的瞬间，血液只能在收缩期时，才能通过被挤压而变窄的肱动脉，形成涡流撞击血管壁，发出声音，可在肱动脉远端听到声音，此时袖带内的压力在血压计上的读数即为收缩压。当袖带内压力越接近舒张压时，通过的血量愈多，并且血流持续时间愈长，听到的声音也越来越强而清晰。当袖带内压力降至等于或稍低于舒张压瞬间时，血管处于通畅状态，不能形成湍流，血管内血流便由断续变为连续，血管音变弱或消失，听到的声音突然由强变弱或消失，此时袖带内压力在血压计上的读数即为舒张压。

二、实验对象

人。

三、实验药品和器材

血压计，听诊器。

四、实验方法与步骤

1.熟悉血压计的结构

血压计有汞柱式血压计、弹簧表式血压计和电子式血压计（也包括指端、腕部电子血压计），各有优缺点。汞柱式血压计是评价血压的标准工具，也是最早用于临床的血压测量工具，该类血压计包括三部分：袖带、橡皮球和水银检压计。水银检压计为一有压力刻度的玻璃管，上端通大气，下端与水银贮槽相通。袖带是一外包布套的长方形皮囊，借橡皮管分别与水银贮槽和橡皮球相通。橡皮球有一螺旋阀，供充气或放气用。测压前须检查检压部分是否准确，即袖带内橡皮囊与大气相通时，水银柱液面是否在零刻度，袖带是否漏气。常规血压计及测压方法如图 2-11 所示。

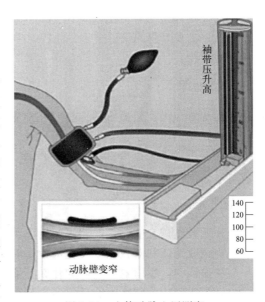

图 2-11　人体动脉血压测定

2.测定动脉血压的方法

（1）让受试者采取坐位，脱去一侧衣袖，静坐 5min，保持心情平静。

（2）松开血压计橡皮球的螺旋阀，将袖带展干，排尽空气，再旋紧螺旋阀，打开水银槽开关。

（3）让受试者将前臂平放桌上，与心脏在同一水平，手掌向上。将袖带缠于上臂，袖带下缘应在肘横纹上 2cm 左右，松紧适宜。

（4）先用手指触摸肘窝内侧肱动脉的搏动，再将听诊器胸件放在搏动明显处。

五、实验项目

1.测定收缩压

一手轻压听诊器体件，一手紧握橡皮球并向袖带内充气，使水银柱上升到 180mmHg（24kPa）左右，随即松开螺旋阀徐徐放气，其速度以每秒下降 2～5mmHg 为宜，检查者水

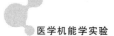

平注视水银柱，水银柱缓慢下降时仔细听诊，当突然听到"咚"的声音时，水银柱液面所指示的刻度即代表收缩压。

2. 测定舒张压

继续缓慢放气，这时声音有一系列的变化，先由低而高，而后由高突然变低，最后则完全消失。在声音由高突然变低或消失的一瞬间，水银柱液面所指示的刻度即代表舒张压。

血压记录常以"收缩压/舒张压 mmHg"表示，例如收缩压为 110mmHg，舒张压为 70mmHg 时，记为 110/70mmHg，如果用 kPa 表示，其换算关系为：1mmHg＝0.133kPa。

六、注意事项

1. 室内必须保持安静，以利于听诊。

2. 动脉血压通常可连续测 2 次，但必须间隔 3～5min。重复测定前，必须使袖带内的力降到零。一般取两次较为接近的数值为准。

3. 测压部位的位置应与心脏同高。

4. 如血压超出正常范围，应让受试者休息 10min 后再测。

5. 左、右肱动脉可有 0.7～1.3kPa（5～10mmHg）的压力差，测量时固定在一侧上臂不得随意更换。

七、难点处理

实验的难点是测量血压的方法，在测血压时，袖带应缚于肘横纹以上至少 2cm，听诊器胸件放在肱动脉搏动位置上面时不能压得太重，更不能压在袖带底下进行测量，还必须注意听诊器不能接触过松以免听不到声音，袖带的缠绕不宜过松或过紧，以可插入一根指头为宜。

八、思考题

1. 说明收缩压和舒张压的测定原理。

2. 何谓收缩压和舒张压？其正常值是多少？

3. 测血压时，听诊器的胸件为什么不能插入袖带下？

4. 在短时间内为什么不能反复多次测量动脉血压？

实验 2-13　人体心音听诊

一、实验原理

在每一心动周期（cardiac cycle）中，由心脏的收缩和舒张活动、瓣膜的开启和关闭，以及血液的流动等因素引起的振动，传至胸壁，将听诊器放在胸壁任何部位即可听到两个心音（heart sound），即第一心音和第二心音。结合触诊心尖搏动或颈动脉搏动有助于心音的听诊。

二、实验对象

人。

三、实验药品和器材

听诊器。

四、实验方法与步骤

1. 戴好听诊器

听诊器的耳件方向应与外耳道方向一致，以右手拇指、示指和中指轻持听诊器探头。

2. 确定听诊部位

（1）受试者解开上衣，面向明亮处坐好，检查者坐在对面。

（2）参照图 2-12 确定各听诊部位。

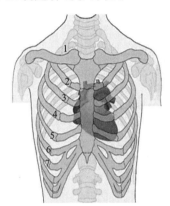

听诊顺序：①二尖瓣听诊区
②肺动脉瓣听诊区
③主动脉瓣听诊区
④主动脉瓣第二听诊区
⑤三尖瓣听诊区

注意事项：受试者取卧位或坐位

图 2-12　心音听诊部位示意图

五、实验项目

1. 听诊顺序

听诊顺序为：二尖瓣听诊区，肺动脉瓣听诊区，主动脉瓣听诊区，三尖瓣听诊区（图 2-12）。

① 二尖瓣听诊区位于左第五肋间锁骨中线稍内侧（心尖部）；

② 三尖瓣听诊区位于胸骨右缘第四肋间或剑突下；

③ 主动脉瓣听诊区位于胸骨右缘第二肋间；

④ 主动脉瓣第二听诊区位于胸骨左缘第三肋间；

⑤ 肺动脉瓣听诊区位于胸骨左缘第二肋间。

2. 听心音

（1）每一心动周期中可听到两个心音，即第一心音和第二心音。注意心音的响度和音调、持续时间、时间间隔等，仔细区分第一心音和第二心音。

（2）比较各瓣膜听诊区两个心音的声音强弱。

（3）判断心音的节律是否整齐。

3. 数心率

将听诊器的探头放在二尖瓣听诊区，看表数心率。若节律整齐，可只数 15s 的心跳次数，其 4 倍即为心率。

六、注意事项

1. 室内保持安静。

2. 检查听诊器的管道系统是否通畅。硅胶管勿与其他物体摩擦，以免发生摩擦音影响

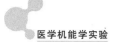

听诊。

　　3.若呼吸音影响心音听诊，可令受试者暂停呼吸。

七、难点处理

　　该实验难点是区分第一心音和第二心音。若难以分辨两个心音时，听诊时可用手指触摸心尖搏动或颈动脉搏动。心音与心尖搏动或颈动脉搏动在时间上有一定关系，利用这种关系，有助心音的辨别。

八、思考题

　　1.心音听诊区是否在各瓣膜的解剖位置？
　　2.怎样区别第一心音和第二心音？

实验 2-14　人体体表心电图记录

一、实验原理

　　人体是个容积导体，心脏兴奋时产生的生物电变化，通过心脏周围容积导体传导到体表。如在体表按一定的引导方法，可将心脏兴奋时产生的生物电变化记录下来，即心电图。心电图反映了心脏兴奋的产生、传导及恢复过程中的规律性的生物电位变化。由于引导电极位置和导联方式不同，心电图的波形可有所不同，但一般都有 P、QRS 和 T 三个波及P-R、Q-T 两个间期。P 波代表心房去极化过程；QRS 波群代表心室去极化过程；T 波则代表心室复极化过程。P-R 间期为心房兴奋传导至心室兴奋所需要的时间；Q-T 间期表示心室开始去极化到完成复极，恢复到静息电位所需要的时间。

二、实验对象

　　人。

三、实验药品和器材

　　心电图机，检查床，分规，电极膏（或生理盐水），75％酒精，棉球等。

四、实验方法与步骤

　　1. 准备
　　（1）让受试者安静、舒适地平躺在检查床上，肌肉放松。
　　（2）将心电图机接好地线、导联线及电源线；接通电源，指示灯亮，预热约 3～5min。
　　（3）在前臂屈侧腕关节上方及内踝上方安放肢体导联电极；在图 2-13 所示部位安放胸导联电极。准备安放电极的局部皮肤应先用 75％酒精清洁，减少皮肤电阻，然后涂上电极膏，再将电极与皮肤固定，保证导电良好，防止干扰和基线漂移。
　　（4）按规定的导联接好导线（有一定的颜色标志）：红色—右手，黄色—左手，绿色—左足，黑色—右足，白色—胸导联。
　　2. 描记心电图
　　（1）校正输入信号电压放大倍数。掀动校正键，1mV 标准电压应使描笔振幅恰好为10mm（记录纸上纵坐标 10 小格）。

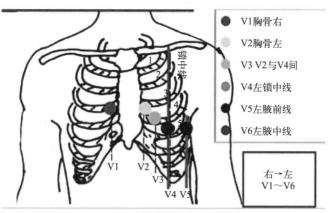

图 2-13 胸导联的电极安置部位

（2）描记导联心电图。用导联选择开关分别选择标准肢体导联Ⅰ、Ⅱ、Ⅲ，加压单极肢体导联 aVR、aVL、aVF，胸导联 V1～V6 等十二个导联进行描记。走纸速度 25mm/s。

（3）在记录纸上注明各导联代号，被试者姓名、年龄、性别及记录日期。

五、实验项目

1. 辨认心电图波形

取下心电图记录纸，辨认 P 波、QRS 波群、T 波，P-R 间期、S-T 段以及 Q-T 间期，如图 2-14 所示。

2. 测量波幅及时间

纵坐标表示电压，每小格代表 0.1mV，横坐标表示时间，每小格代表 0.04s（每小格实为 1mm）。用分规测量。测量波幅值时，凡向上的波均应测量从基线上缘至波峰顶点的距离，凡向下的波，均应测量下缘至波谷底点的距离。以标准导联Ⅱ的结果为例，参照图 2-14，测量各波电压幅值、P-R 间期及 Q-R 间期；观察 S-T 段有无移位。

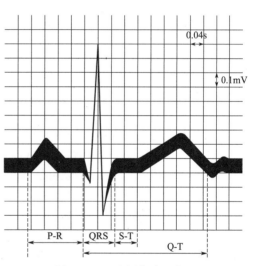

图 2-14 心电图各波示意图

3. 测定心率

测量相邻两个心动周期的 R-R 间期（或 P-P 间期），代入下式即可。如心律不齐，应测量 5 个 R-R 间期，求其均值，再代入公式计算出心率：心率＝60/R-R 间期（或 P-P 间期），单位为次/min。如心律不齐，应测量 5 个 R-R 间期，求其均值。

4. 分析心律

分析时，首先要认出 P 波、QRS 波群、T 波，然后判定主导心律，心律是否规则，有无期前收缩或异位节律。根据 P 波决定基本心律。窦性心律心电图表现为：P 波在Ⅱ导联中直立，aVR 导联中倒置；P-R 间期正常范围（0.12～0.20s）。成年人正常窦性心律的心率为 60～100 次/min。

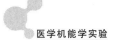

六、注意事项

1.受试者应在安静、舒适的状态下进行检测，宜静卧至少数分钟，肌肉尽量放松，避免深呼吸动作；防止寒冷引起肌紧张，甚至寒战，以避免肌电干扰。

2.确保心电图机接地良好，各导联的电极均与皮肤接触良好。

七、难点处理

本实验的难点是心电图的分析，实验课前复习心电图相关的理论知识，要熟练辨认心电图的各波、段和间期及它们表示的生理意义。

八、思考题

1.正常心电图有哪三个波和哪两个间期？它们各表示什么生理意义？

2.为什么正常心电图中 T 波方向和 QRS 波群主波方向一致？

3.试述心室肌细胞动作电位与心电图的 QRS-T 波的时间关系。

实验 2-15　蛙肠系膜微循环的观察

一、实验原理

微循环（microcirculation）是指微动脉和微静脉之间的血液循环，主要生理作用是实现血液与组织液之间的物质交换，从而保证组织细胞新陈代谢的进行。典型的微循环由微动脉、后微动脉、毛细血管前括约肌、真毛细血管、通血毛细血管、动-静脉吻合支和微静脉等部分组成。微循环存在于各组织脏器中，其形态结构和功能特点各异。

肠系膜的微循环呈树枝状，血流从微动脉经后微动脉、毛细血管前括约肌，进入真毛细血管，然后流入微静脉。真毛细血管是血液和组织液之间进行物质交换的场所，血流量主要受局部代谢产物的调节，还受其他神经-体液因素的调节。蛙肠系膜的组织薄，易于透光，可以用显微镜或图像分析系统观察到微循环血管的舒缩、血流状态及不同因素对微循环的影响。

在显微镜下，微动脉管腔内径小，管壁厚，血流速度快，血流方向是从主干流向分支，呈光滑的索条状，线流，无颗粒感；微静脉管腔内径大，管壁薄，血流速度慢，线粒流，稍有颗粒感，血流方向是从分支向主干汇合；小血管内血流呈层流形式，表现为血浆多沿管壁流动，流速较慢，而血细胞集中于中轴线上流动，流速较快，形成轴流；毛细血管管径最细，透明，几乎无色，血流速度最慢，在高倍显微镜下可见单个细胞依次通过。

二、实验对象

蟾蜍或蛙。

三、实验药品和器材

20％氨基甲酸乙酯，1：10000（g/ml）去甲肾上腺素，1：10000（g/ml）组胺，任氏液，显微镜，有孔蛙板，蛙类手术器械，蛙板，大头针，注射器（1ml）等。

四、实验方法与步骤

1.麻醉

取蛙或蟾蜍一只，称重。取 20％氨基甲酸乙酯溶液，给药剂量为 3mg/g，皮下淋巴囊注射。10～15min 动物即进入麻醉状态。

2. 固定肠袢

将蛙腹位固定于有孔蛙板上，于下腹部的旁侧剪一纵切口，用小镊子夹住肠管，轻轻拉出一段小肠，用大头针将肠系膜展开并固定于有孔蛙板的圆孔周围，注意肠袢不能绷得太紧以免拉破肠系膜或阻断血流。用任氏液浸湿肠系膜，移动载物台，调节显微镜焦距，观察微循环的血管和血液的流动。

五、实验项目

1. 观察正常蛙肠系膜微循环

先在低倍显微镜下，识别微动脉、微静脉和毛细血管，观察血管壁、血管口径、血细胞形态、血流速度和流态等特征。再切入到高倍镜下对微循环进行进一步观察。

2. 观察血管对 1∶10000 去甲肾上腺素的反应

用 1ml 的注射器抽取 1∶10000 去甲肾上腺素若干，在显微镜下将去甲肾上腺素滴于视野内。持续观察并测量各血管口径及血流速度的变化，可见动脉血管床变窄，血流速度变慢，毛细血管数目变少。

3. 观察血管对 1∶10000 组胺的反应

用 1ml 的注射器抽取 1∶10000 组胺滴于视野内，观察血管及血流的变化。

六、注意事项

1. 固定肠袢时不能绷得太紧，以免拉破肠系膜或阻断血流。
2. 为防止肠系膜干燥，可适当滴加生理盐水湿润，但不可太多。

七、难点处理

实验难点是固定肠袢，在手术操作时要仔细，固定肠袢时不能拉得太紧，不能扭曲，以免影响血管内血液流动。

八、思考题

1. 去甲肾上腺素对肠系膜血管口径和血流有何影响？其原理是什么？
2. 微循环有哪些特点？

实验 2-16　家兔动脉血压的神经体液调节

一、实验原理

动脉血压的高低，是衡量心血管活动的重要指标。机体动脉血压受多种因素的影响，如搏出量、心率、外周阻力以及主动脉和大动脉的弹性贮器作用等。在一定范围内，机体主要通过神经和体液调节维持动脉血压的稳定。

神经调节的机制是通过心血管反射改变心交感神经和心迷走神经的紧张性，影响心脏和血管的活动，进而改变搏出量、心率和外周阻力，达到调节动脉血压的目的。心脏受交感神经和迷走神经的支配，节后神经纤维末梢释放去甲肾上腺素和乙酰胆碱，通过 β_1 和 M 受体，改变心脏的活动，影响心输出量。交感神经活动增强使心脏产生正性变时、变力和变传导作用，即心率加快、心肌收缩力增强和兴奋传导加速，最终使心输出量增加、血压

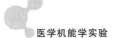

升高；迷走神经作用则相反。大多数血管受交感缩血管神经纤维支配。交感缩血管神经兴奋时，神经纤维末梢释放去甲肾上腺素，使血管平滑肌收缩，外周阻力增加；容量血管收缩，促进静脉血回流，心输出量增加。

体液调节是指血液和组织液中一些化学物质对动脉血压产生影响，如肾上腺素和去甲肾上腺素。肾上腺素主要与心肌 β_1 受体结合，使心率加快、心输出量增加、血压上升，临床上可用作强心药；去甲肾上腺素主要与血管平滑肌 α 受体结合，使全身血管广泛收缩，外周阻力增加，血压升高，临床上可用作升压药。

改变交感神经或迷走神经的紧张度，或给予上述受体的激动剂或阻断剂，即可改变心血管的活动，从而影响动脉血压。因此，动脉血压的高低反映了心血管的活动水平。

二、实验对象

家兔，体重 2～2.5kg，雌雄不拘。

三、实验药品和器材

阿托品，20％氨基甲酸乙酯溶液，1∶10000 肝素，1∶10000 肾上腺素，1∶10000 去甲肾上腺素，1∶100000 乙酰胆碱，生理盐水，BL-420I 系统，哺乳动物手术器械 1 套，压力换能器，兔手术台，铁架台，刺激电极，动脉插管，动脉夹，彩色丝线，手术线，纱布，注射器，电子秤等。

四、实验方法与步骤

1. 麻醉与固定

取家兔 1 只，称重，按 20％氨基甲酸乙酯溶液 5ml/kg 计算所需药量，经家兔耳缘静脉注射进行麻醉。注射时应密切观察动物的肌张力、呼吸、角膜反射和痛反射。待麻醉后将家兔仰卧位固定于兔手术台上，使颈部放正拉直。

2. 颈部手术

用弯剪紧贴颈部皮肤剪去家兔颈部的被毛，持手术刀沿其颈部正中切开 5～7cm 长的皮肤切口，用止血钳钝性分离皮下组织直至暴露气管。用左手拇指和示指捏住家兔一侧颈部皮肤切口和部分颈前肌肉向外侧牵拉，中指和环指从其下面将皮肤顶起并稍向外翻，便可暴露其深部的颈总动脉鞘。仔细识别颈总动脉鞘内的结构，包括颈总动脉、迷走神经、颈交感神经干和降压神经。在分离颈总动脉前，应先仔细辨识以上三条神经，其中迷走神经最粗，颈交感神经干较细，降压神经最细且常与交感神经紧贴在一起。结构辨认清楚后，按照"先神经后血管、先细后粗"的原则先分离右侧降压神经，然后分离右侧迷走神经，最后分离两侧的颈总动脉，分离长度 2～3cm，并穿不同颜色的丝线备用。

3. 颈总动脉插管

（1）插管前，先打开压力换能器侧面与顶端的三通阀的开关，再用注射器将肝素生理盐水的从侧面三通阀缓慢注入，充满压力换能器和动脉插管，排空换能器和插管内的气体，同时检查其是否漏液，最后关闭三通管。

（2）先在远心端结扎左侧颈总动脉，再用动脉夹在近心端将其夹闭，保证动脉夹与结扎线之间至少 2cm 的距离。用眼科剪在结扎线下方约 0.5cm 处呈 45°向心脏方向做一"V"形切口，将注满肝素生理盐水的插管向心脏方向插入动脉，结扎固定。剪除多余手术线，松开动脉夹，若血液冲进动脉插管说明插管成功，手术完成后，用浸有温热生理盐水的纱布覆盖手术部位。

4. 连接装置

使压力换能器与家兔心脏平齐，压力换能器数据线与 BL-420I 系统面板的 CH1 信号输入通道相连，刺激电极与系统的刺激输出接口连接。

5. 启动

打开电源，启动计算机，打开 BL-420N 系统软件。

五、实验项目

1. 观察正常血压曲线

点击软件功能区菜单栏"实验模块"，先下拉菜单，选择"循环实验"，然后选择"动脉血压的调节"子菜单。打开三通管使动脉插管与压力换能器相通，在信号显示区调节波形大小及疏密程度以获取理想曲线，辨认血压一级波和二级波（图 2-15），三级波一般不明显。

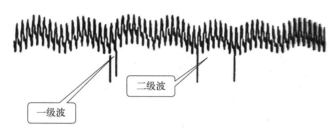

图 2-15　兔颈总动脉血压曲线

（1）一级波　由心室舒缩所引起的血压波动，心缩时上升心舒时下降，频率与心率一致。

（2）二级波　由呼吸运动所引起的血压波动，吸气时血压先下降，继而上升，呼气时血压先上升，继而下降，其频率与呼吸频率一致。

（3）三级波　不常出现，可能由心血管中枢的紧张性活动周期变化所致。

2. 夹闭未插管侧的颈总动脉

用动脉夹夹闭右侧颈总动脉 5~10s，观察血压及心率的变化。

3. 牵拉插管侧颈总动脉

手持左侧颈总动脉远心端的结扎线，向心脏方向轻轻拉紧，然后做有节奏的往复牵拉（2~5 次/s），持续 5~10s，观察血压及心率的变化。

4. 静脉注射肾上腺素

由耳缘静脉注射 1：10000 肾上腺素 0.2ml，观察血压及心率的变化。

5. 静脉注射去甲肾上腺素

由耳缘静脉注射 1：10000 去甲肾上腺素 0.2~0.3ml，观察血压及心率的变化。

6. 静脉注射乙酰胆碱

由耳缘静脉注射 1：100000 乙酰胆碱 0.2~0.3ml，观察血压及心率的变化。

7. 电刺激降压神经

先用双极保护电极间断刺激完整的右侧降压神经，观察血压变化，然后在右侧降压神

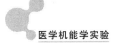

经中部结扎两条线，于两结扎线之间剪断神经。用保护电极分别刺激降压神经的中枢端和末梢端，同时观察、记录血压及心率的变化。

8.电刺激迷走神经

结扎并剪断右侧迷走神经，中等强度间断刺激迷走神经外周端，观察血压和心率的变化。

上述实验项目完成后，点击软件"停止"按钮，保存实验结果，关闭 BL-420N 系统软件、计算机及 BL-420I 系统电源。

六、注意事项

1.麻醉药注射速度要缓慢，且不能过量。因后续需注射多种药物，麻醉时应注意保护耳缘静脉或将输液针留置于耳缘静脉，以便后续给药。

2.避免损伤动、静脉，严防出血。如发现有出血现象，必须立即止血。

3.一个实验项目结束后，须待曲线平稳后再进行下一项实验，并对每一项结果添加实验标记。

七、难点处理

实验的难点是动脉插管，在结扎于颈总动脉远心端时，要确保结扎得很紧。动脉夹与结扎线之间至少 2cm 的距离，在切开颈总动脉时，颈总动脉下方要用左手示指或小指（也可用手术刀刀柄或镊子的柄部）托起，切口长度约为颈总动脉直径的 1/3。插管时，若动脉插管难以进入动脉管腔，可用玻璃分针经切口插入到血管内轻轻挑起血管后再进行插管。插管过程中应使插管楔面向上，并尽量与血管保持平行，避免插管尖端戳破动脉。

具体详见第一章医学机能学实验基础知识第四节实验动物中"七、实验动物常用的手术操作技术"中的颈总动脉插管及其注意事项。

八、思考题

1.根据实验结果，试分析迷走神经、减压神经对动脉血压的作用机制。

2.肾上腺素和去甲肾上腺素对动脉血压的影响有何不同？为什么？

3.夹闭与牵拉颈总动脉引起动脉血压变化的机制是什么？

第四节　呼吸系统实验

学习目标

【知识目标】掌握胸膜腔穿刺技术、迷走神经分离方法和人肺通气功能的测定方法；熟悉气胸对肺组织的影响、影响呼吸的因素和肺通气功能评价指标；了解水检压计、呼吸换能器的连接和肺通气相关曲线的测量、计算。

【能力目标】应用胸膜腔、呼吸运动和肺通气的相关理论知识，解释相关的实验室观察结果，形成理论与实际相联系的知识体系。

【素质目标】培养学生动手能力和思考问题的能力；养成严肃认真的科学态度，严谨求实的工作作风；具备良好的专业素质。

实验 2-17 胸膜腔负压的观察与人工气胸

一、实验原理

胸膜腔是由紧贴于肺表面的脏层胸膜和紧贴于胸廓内壁的壁层胸膜所构成潜在的腔隙，里面有少量的液体，没有气体。胸内压是指胸膜腔内的压力，在平静呼吸时，胸膜腔内的压力随呼气和吸气而上升和下降，但始终低于大压，所以称为胸膜腔负压（pleural negative pressure）（图 2-16）。在胸膜腔密闭性被破坏后，外界空气进入胸膜腔形成气胸（pneumothorax），胸内负压就会消失。

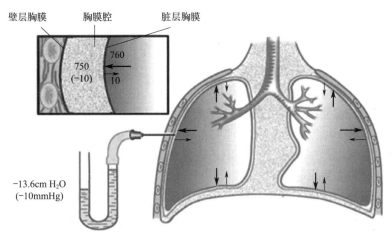

图 2-16 胸膜腔负压示意图

二、实验对象

家兔，体重 2～3kg。

三、实验药品和器材

20％氨基甲酸乙酯，生理盐水，兔手术台，兔手术器械，胸内套管（或粗的穿刺针头），水检压计和橡皮接管，20ml 注射器和针头等。

四、实验方法与步骤

1. 麻醉和固定

从兔耳缘静脉注射 20％氨基甲酸乙酯，给药剂量为 5ml/kg，麻醉后将兔仰卧位固定于手术台上。

2. 手术

剪去颈部和右侧胸部的被毛，在颈部正中线切开皮肤，分离出气管，插好气管套管。将胸内套管用橡皮管连接至水检压计，水检压计中的水可略加染料，以便于读出水柱的高度。

在兔右胸腋前线第四、五肋之间，做一长约 2cm 的皮肤切口。将胸内套管的尖端从肋骨上缘垂直刺入胸膜腔内，迅即旋转 90°并向外牵引，使箭头形尖端的后缘紧贴于胸廓内壁；将套管的长方形固定片与肋骨方向垂直，旋紧固定螺钉，使胸膜腔保持密封不漏气，此时可见水检压计的水柱面下降至插管前水平以下（插管前水平记为 0cm H_2O），这表示

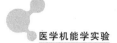

胸膜腔内压低于外界大气压，水柱面并随着呼吸波动。

也可用粗的穿刺针头代替胸内套管，将针头在肋骨上缘顺肋骨方向斜插入胸膜腔内，插入的深度以水检压计的水柱面下降并随呼吸而升降为止。用胶布将针尾固定于胸部皮肤上，以防针头移位或滑出。

五、实验项目

1. 观察平静呼吸时的胸膜腔内压

待兔的呼吸平稳后，从水检压计上读出胸内负压的数值，比较吸气时和呼气时的胸内负压有何不同。

2. 增大无效腔对胸内负压的影响

将气管套管的一侧管接一短橡皮管后予以夹闭，在另一侧管上接一根长 50～100cm 的橡皮管以增大呼吸的无效腔，使呼吸加深加快。观察深呼吸时的胸膜腔内压的数值。此时胸膜腔内压与平静呼吸时的相应数值有何不同。

3. 憋气对胸内负压的影响

在吸气末和呼气末分别堵塞或关闭双侧气管套管，此时动物虽用力呼吸，但不能呼出或吸入外界空气，处于憋气状态。观察此时胸膜腔内压变动的最大幅度，呼气时胸膜腔内压是否可以高于大气压。

4. 气胸及其对胸内负压的影响

先从上腹部切开，将内脏下推，可观察到膈肌运动，然后沿右侧第七肋骨上缘切开皮肤，用止血钳分离肋间肌，造成 1cm 的贯穿胸壁创口，使胸膜腔与大气相通而造成开放性气胸。观察肺组织是否萎缩，胸膜腔内压是否仍然低于大气压并随呼吸而升降。

5. 胸内负压的再形成

形成气胸后，再封闭贯穿胸壁的创口，并用注射器抽出胸膜腔内的空气，观察此时胸膜腔内压的变化。

六、注意事项

1. 插入胸内套管时，动作要迅速，切口不可太大，以免空气进入胸膜腔内过多。

2. 用穿刺针检测胸膜腔内压时，不要插得过猛过深，以免刺破肺组织和血管，形成气胸或出血过多。

3. 检测胸膜腔内压时若不慎形成气胸，应及时封闭漏气的创口，再用注射器抽出胸膜腔内的气体，可重新形成胸内负压。

七、难点处理

本实验的难点是胸膜腔穿刺。常用粗的穿刺针头代替胸内套管，将针头在肋骨上缘顺肋骨方向斜插入胸膜腔内，有落空感时停止进针，然后一边旋转针头，一边观察水检压计的水柱面的变化，水柱面下降和波动说明针头进入了胸膜腔，可用胶布固定。

八、思考题

1. 平静呼吸时胸膜腔内压为什么始终低于大气压？

2. 憋气时，胸膜腔内压有何变化？是否可以高于大气压？

3. 胸膜腔与外界相通时，胸内负压有何变化？为什么？

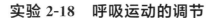

实验 2-18　呼吸运动的调节

一、实验原理

呼吸运动是指呼吸肌收缩和舒张引起胸廓节律性扩大和缩小，包括吸气运动和呼气运动。呼吸运动是实现肺通气的原动力，是整个呼吸过程的基础。呼吸肌的节律性舒缩活动主要产生于延髓，其发出冲动到达脊髓，再通过脊髓发出的膈神经及肋间神经将冲动传至膈肌和肋间外肌，使之收缩和舒张，形成呼吸运动。

当机体内外环境变化时，呼吸运动的频率和深度可发生相应的变化，这主要与体内外环境的各种刺激作用于化学感受器和机械感受器引起呼吸的反射性调节有关。呼吸的反射性调节主要是化学感受性呼吸反射，当机体内动脉血中 p_{CO_2} 升高、H^+ 升高以及 p_{O_2} 下降，可通过刺激外周化学感受器（颈动脉体和主动脉体）和中枢化学感受器（延髓腹外侧浅表部），反射性引起呼吸运动加深加快，从而使血液中的 CO_2、O_2 和 H^+ 保持在一定水平，以适应机体需要并维持内环境的稳定。

对于某些动物如家兔，肺牵张反射起着重要的呼吸调节作用。当肺扩张或萎陷时，气道平滑肌中的牵张感受器受到刺激，经迷走神经传入延髓，加速吸气和呼气的相互转换，使呼吸频率增加。

二、实验对象

家兔，体重 2～3kg。

三、实验药品和器材

兔手术台，兔手术器械，动物呼吸传感器，BL-420N 生物信号采集系统，20ml 与 1ml 注射器，橡皮管，20％氨基甲酸乙酯，生理盐水，3％乳酸，装有 CO_2 的气袋，装有钠石灰的气袋等。

四、实验方法与步骤

1. 麻醉与固定

从兔耳缘静脉缓慢注入 20％氨基甲酸乙酯（5ml/kg），待其麻醉后将家兔仰卧位固定于兔手术台上。

2. 颈部手术

（1）暴露气管　剪去家兔颈部皮肤的被毛。沿颈部正中切开 5～7cm 长的皮肤切口，用止血钳逐层钝性分离皮下组织和肌肉，暴露气管，然后将气管和周围组织分离（从甲状软骨向下分离出气管 3～4cm），并在气管下方穿一根粗棉线备用。

（2）游离迷走神经　向外侧牵拉一侧颈部切口，并从下面将皮肤向上顶起，向外翻，在气管两侧找到颈总动脉鞘，辨别并游离两侧迷走神经，于两侧迷走神经下各穿两根用生理盐水浸过的手术线备用。

（3）气管插管　在气管下垫着手术刀柄，保护气管周边的血管和神经。抬起手术刀柄，在甲状软骨下缘约 1cm 处的气管环状软骨之间横向剪开气管前壁，剪口约气管直径的 1/3，再向头侧剪开 0.5cm 长的纵行切口，使切口呈倒"T"形，用医用棉签清理气管内的血液和分泌物，确保气道通畅，向心脏方向插入气管插管，随后将棉线结扎并固定于气管插管

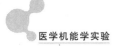

"Y" 形分叉处，以防滑脱。

手术完成后，用温热生理盐水纱布覆盖手术部位。

3. 连接装置

将呼吸换能器连接在气管插管的一侧管道，气管插管另一侧管连接一根短的橡皮管。然后将呼吸换能器数据线插头插入 BL-420N 系统面板 1 通道，刺激电极与 BL-420N 系统面板的刺激输出插口连接。

4. 调试仪器

打开电源，启动计算机，进入 BL-420N 系统主界面。

五、实验项目

1. 描记正常呼吸曲线

点击软件功能区菜单栏"实验模块"，在下拉菜单中选择"呼吸实验"，再选择"呼吸运动的调节"，调节参数、波形大小及疏密度以获取理想的呼吸曲线，辨别曲线的呼气相和吸气相。

2. 增加无效腔对呼吸运动的影响

将长约 1.5m、内径 1cm 的橡皮管连于呼吸换能器的侧管上，气管插管的另一侧管夹闭，以增加无效腔。观察并记录呼吸运动曲线的改变。一旦出现明显变化，则立即去除橡皮管，待呼吸恢复正常。

3. CO_2 对呼吸运动的影响

将呼吸换能器的侧管接通装有 CO_2 的气袋，气管插管的另一侧管夹闭，使家兔对着 CO_2 气袋呼吸，观察并记录呼吸运动的变化。一旦出现明显变化，则立即去除 CO_2 气袋，待呼吸恢复正常。

4. 缺氧对呼吸运动的影响

将呼吸换能器的侧管接通装有钠石灰的气袋，气管插管的另一侧管夹闭，观察并记录呼吸运动的变化。一旦出现明显变化，则立即去除钠石灰气袋，待呼吸恢复正常。

5. 窒息对呼吸运动的影响

待呼吸运动恢复正常后，将呼吸换能器的侧管和气管插管的另一侧管同时夹闭数秒钟，观察呼吸变化。

6. 乳酸对呼吸运动的影响

由耳缘静脉注入 3% 乳酸溶液 1ml，观察并记录呼吸运动的变化。

7. 肺牵张反射

待呼吸恢复正常后，在呼吸换能器的侧管上，连通一个 20ml 注射器，在吸气末夹闭气管插管另一侧管，同时徐徐向肺内注入 20ml 空气，所用时间相当正常呼吸时三次呼吸的时间，可见呼吸运动暂时停止在呼气状态。实验后立即打开夹闭的侧管，待呼吸恢复正常。同法，于呼气末用注射器抽取肺内气体，可见呼吸运动暂时停止在吸气状态。

8. 结扎对呼吸运动的影响

待呼吸运动恢复正常后，同时结扎双侧迷走神经（结扎一定要紧，务必阻断神经冲动的传导），注意观察并记录结扎前后呼吸运动的改变。

9. 肺牵张反射实验

重复上述实验项目：肺牵张反射实验。

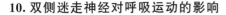

10. 双侧迷走神经对呼吸运动的影响

剪断双侧迷走神经，分别刺激中枢端和外周端，观察并记录呼吸运动曲线的变化。

上述实验项目完成后，点击软件"停止"按钮，保存实验结果。然后通过数据反演对各项实验结果进行编辑处理并打印。最后依次关闭 BL-420N 系统软件、计算机及电源。

六、注意事项

1. 气管插管前，需先清理渗入气管内的血液和分泌物，确保气道通畅。

2. 家兔耳缘静脉注射乳酸时，避免外漏，以免家兔挣扎影响实验结果。

3. 一个实验项目结束后，需待曲线平稳后再进行下一项实验，并对每一项结果添加标记，截取实验结果时，需保留一段对照曲线。

七、难点处理

本实验的难点是分离迷走神经。在气管两侧找到颈总动脉鞘，迷走神经、交感神经、减压神经和颈总动脉都行走在颈总动脉鞘里面。用玻璃分针轻轻划开颈总动脉鞘，在颈总动脉的下面、最粗的白色神经就是迷走神经。

八、思考题

1. 根据所学理论，逐一分析实验结果，说明呼吸运动发生改变的机制。

2. 为什么说 CO_2 是调节呼吸运动最重要的生理性化学因素。

实验 2-19　人肺通气功能的测定

一、实验原理

呼吸的全过程包括肺通气、肺换气、气体在血液中的运输以及内呼吸 4 个环节。肺通气是指肺泡与外界环境之间的气体交换过程。肺通气过程受呼吸肌的收缩活动、肺和胸廓的弹性特征及气道阻力等多种因素的影响。临床常用的肺通气功能评价指标包括肺活量、用力肺活量、用力呼气量、每分通气量和最大随意通气量等。

尽力吸气后，从肺内所能呼出的最大气体量称为肺活量，是潮气量、补吸气量与补呼气量之和，反映肺一次通气的最大能力。肺活量有较大的个体差异。正常成年男性的肺活量平均约为 3500ml，女性约为 2500ml。

测定肺活量时不限制呼气的时间，在某些肺组织弹性降低或呼吸道狭窄的患者中所测得的肺活量仍正常。因此，为了充分反映肺组织的弹性状态和气道通畅程度等变化，可测量用力肺活量（forced vital capacity，FVC）和用力呼气量（forced expiratory volume，FEV）。

用力肺活量是指一次最大吸气后，尽力尽快呼气所能呼出的最大气体量。用力呼气量是指一次最大吸气后尽力尽快呼气，在一定时间内所能呼出的气体量。通常以第 1、2、3 秒末的 FEV 所占 FVC 的百分数来表示。正常人的 FEV1/FVC、FEV2/FVC 和 FEV3/FVC 分别约为 83%、96% 和 99%，其中以 FEV1/FVC 的应用价值最大，是临床上鉴别阻塞性肺疾病和限制性肺疾病最常用的指标。

每分通气量是指每分钟吸入或呼出的气体量，等于潮气量乘以呼吸频率，简称肺通气量。最大随意通气量是指尽力做深而快呼吸，每分钟所能吸入或呼出的最大气体量。

二、实验对象

学生。

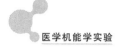

三、实验药品和器材

75％酒精，BL-420N 生物信号采集系统，无线信号采集器，无线信号接收器，呼吸流量传感器，过滤器和呼吸面罩等，电子肺活量测量仪和橡皮吹嘴（或一次性吹嘴）等。

四、实验方法与步骤

1. 连接无线信号接收器

将无线信号接收器连接至 BL-420N 系统面板的 CH1 通道，待无线信号接收器指示灯常亮时，表明 BL-420N 系统硬件对无线信号接收器识别成功。

2. 启动无线信号采集器

长按无线信号采集器电源键，在听到"嘀"声后松开，待"通信中"指示灯闪烁，表明无线信号采集器与无线信号接收器通信成功。

3. 连接呼吸流量传感器

依次将呼吸面罩、过滤器和呼吸流量传感器相连，然后将呼吸流量传感器连接至无线信号采集器。点击"开始实验"按钮，开始波形记录。

五、实验项目

1. 肺活量

受试者背对电脑显示屏站立，将呼吸面罩紧扣在自己口鼻部位，保持正常的呼吸频率和深度，平静呼吸 4～5 次后，在平静呼气末，尽力吸气后，再尽力呼出气体，并添加"肺活量"标签。

截取包含潮气量和完整肺活量的曲线，点击"数据测量结果表格"中各单元格后，将鼠标移动到"波形测量区"中对应波形上，以测量潮气量和肺活量，重复测 3 次，取各指标最大值。

肺活量也可以用电子肺活量测量仪进行测定，具体方法如下：首先用 75％酒精消毒橡皮吹嘴或使用一次性吹嘴，并将其安装在进气管上；受试者站立，手握吹嘴，头略向后仰，尽力吸气后对准吹嘴尽力呼气，此时电子肺活量测量仪屏幕显示的数值即为肺活量，重复测 3 次，取最大值。

2. 用力肺活量

受试者背对电脑显示屏站立，将呼吸面罩紧扣在自己口鼻部位，平静呼吸 4～5 次后，尽力、尽快呼吸 15s，并添加"用力肺活量"标签。

截取包含完整用力肺活量的呼气过程波形。点击"数据测量结果表格"中各单元格后，将鼠标移动到"波形测量区"中对应波形上，以测量每分肺通气量和最大随意通气量。

六、注意事项

1. 橡皮吹嘴使用前必须用 75％酒精消毒。

2. 每项指标测定前必须练习 2～3 次，以确保测量成功。

3. 吹气和呼气过程中，不要弯腰，采取站立姿势。

七、难点处理

1. 尽量减少每次测量的差异。每次吸气，吸到不能再吸了，开始呼气。每次呼气时，呼到不能再呼了，开始吸气。

2.测量肺活量和用力肺活量的区别。测量肺活量，尽力吸入和呼出气体。测量用力肺活量，尽力、尽快吸入和呼出气体。

八、思考题

1.肺活量、用力肺活量和用力呼气量有什么区别？各有何临床意义？

2.根据本次实验内容，说明如何鉴别阻塞性肺疾病和限制性肺疾病？

第五节 消化和泌尿系统实验

学习目标

【知识目标】掌握正常情况下在体胃、小肠的运动形式，膀胱插管或输尿管插管的方法；熟悉尿量记录及尿糖鉴定等泌尿实验的方法；了解神经体液因素对胃肠道运动的影响。

【能力目标】应用不同因素对胃肠道的影响、解释神经和体液因素对胃肠道运动影响及其机制、应用各种生理因素对尿生成的影响，解释尿生成的机制，形成分析问题、解决问题的能力，科学的思维能力。

【素质目标】培养学生理论联系实际的能力，良好的团队协作精神；养成严肃认真的科学态度，严谨求实的工作作风；具备良好的专业素质。

实验 2-20 胃肠运动的观察

一、实验原理

消化道平滑肌具有自律性，能自发进行节律性收缩和舒张，但其自律性较低且不规则，其兴奋性也较低，收缩缓慢。消化道平滑肌具有紧张性收缩、蠕动等多种运动形式。在整体情况下，此运动受到神经和体液及其他因素的调节。支配消化道的外来神经包括副交感神经和交感神经，交感神经兴奋时，其节后纤维末梢释放去甲肾上腺素，作用于消化道平滑肌上的 α_2 或 β_2 受体，抑制消化道的运动。副交感神经兴奋时，其节后纤维末梢释放乙酰胆碱，作用于消化道平滑肌上的 M 受体，促进消化道的运动。

二、实验对象

家兔，体重 $2\sim2.5kg$，雌雄不限。

三、实验药品和器材

20%氨基甲酸乙酯溶液，生理盐水，1:100000 乙酰胆碱，1:10000 肾上腺素，新斯的明注射液，阿托品注射液和 1%$BaCl_2$ 溶液，哺乳类动物手术器械 1 套，BL-420I 系统，兔手术台，保护电极，电子秤等。

四、实验方法与步骤

1.麻醉及固定

取家兔 1 只，称重，耳缘静脉注射 20%氨基甲酸乙酯溶液，给药剂量为 5ml/kg，注射

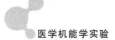
时应密切观察动物的肌张力、呼吸、角膜反射和痛反射。待麻醉后将家兔仰卧位固定于兔手术台上，使颈部拉直放正。

2. 颈部手术

用弯剪紧贴颈部皮肤剪去家兔颈部的被毛，持手术刀沿其颈部正中切开 5～7cm 长的皮肤切口，用止血钳钝性分离皮下组织直至暴露气管。用左手拇指和示指捏住家兔一侧颈部皮肤切口和部分颈前肌肉向外侧牵拉，中指和环指从其下面将皮肤顶起并稍向外翻，便可暴露其深部的颈总动脉鞘。仔细识别颈总动脉鞘内的结构，包括颈总动脉、迷走神经、颈交感神经干和降压神经。其中迷走神经最粗，分离一侧迷走神经，穿线备用。

3. 腹部手术

用弯剪剪去家兔腹部毛，用左手的拇指和示指将腹部皮肤绷紧，右手持手术刀自剑突下沿腹部正中线切开约 10cm 长的皮肤切口，用止血钳提起腹白线两侧的腹壁肌肉，沿腹白线剪开腹壁及腹膜，打开腹腔，暴露胃和肠。为防止热量散失和干燥，切口周围可用温热生理盐水纱布围裹。

4. 连接装置

将保护电极连接到 BL-420I 系统面板的刺激输出插口。

5. 调试仪器

打开电源，启动计算机，进入 BL-420N 系统软件主界面。

五、实验项目

1. 观察正常情况下的胃肠道运动

观察正常情况下胃肠道的紧张度（可用手指触及胃肠以感受其紧张度）、蠕动以及小肠的分节运动。

2. 刺激迷走神经

打开刺激器控制窗口，调整刺激参数为强度 3～5V，频率 20～30Hz，连续刺激迷走神经 1～3min，观察胃肠运动的变化。

3. 滴加肾上腺素

在胃肠道局部滴加 1∶100000 肾上腺素 2～3 滴，观察胃肠运动的变化。

4. 滴加乙酰胆碱

在胃肠道局部滴加 1∶100000 乙酰胆碱 2～3 滴，观察胃肠运动的变化。

5. 注射阿托品

经耳缘静脉注射阿托品 0.5ml，观察胃肠运动的变化。

6. 注射新斯的明

经耳缘静脉注射新斯的明 0.2～0.3ml，观察胃肠运动的变化。

7. 滴加氯化钡溶液

在胃肠道局部滴加 1％$BaCl_2$ 溶液 1～2 滴，观察胃肠运动的变化。

认真观察并记录每项实验结果。依次关闭 BL-420N 系统软件、计算机及 BL-420I 系统电源。

六、注意事项

1. 为了较好地观察胃肠蠕动和分节运动，实验前 2h 要给动物喂食。

2.剪开腹壁时，组织剪应紧贴腹壁，以免伤及内脏。

3.实验过程中，应经常用温热的生理盐水纱布湿润胃肠道，以免腹腔温度下降和胃肠表面干燥而影响胃肠运动。

七、难点处理

实验的难点是滴加某些药物后，胃肠运动变化可能不明显，实验时乙酰胆碱和 $BaCl_2$ 溶液应滴加到胃肠运动相对较弱的局部，肾上腺素应滴加到胃肠运动相对较强的局部，这样有利于作用效果的观察。

八、思考题

1.新斯的明对胃肠运动有何影响？其原理是什么？

2.阿托品对胃肠运动有何影响？其原理是什么？

实验 2-21　影响尿生成的因素

一、实验原理

肾脏是机体最重要的排泄器官，通过尿的生成和排出，使机体能及时排出代谢终产物和多余的物质，以调节水、电解质和酸碱平衡，从而维持机体内环境的稳态。

尿生成的过程包括肾小球的滤过、肾小管和集合管的重吸收以及分泌三个过程。凡能影响上述过程的任何因素，均可影响尿的生成并可引起尿量及尿的性质、成分的改变。正常情况下，肾脏通过自身调节机制维持肾血流量的相对稳定，从而使终尿保持相对稳定。在整体状态下，尿生成的三个过程均受到神经和体液因素的调节。交感神经、去甲肾上腺素和血管紧张素既影响肾小管和集合管重吸收，又影响肾小球的滤过；肾小管液中溶质浓度和抗利尿激素通过影响肾小管和集合管的重吸收调节尿的生成，而抗利尿激素的合成和释放主要受血浆晶体渗透压、循环血量以及动脉血压的调节。

因此，改变影响肾血流量以及尿生成三个过程的因素均可调节尿的生成，进而引起尿量的改变。

二、实验对象

家兔，体重 2～2.5kg，雌雄不限。

三、实验药品和器材

20％氨基甲酸乙酯溶液，1：10000 去甲肾上腺素，20％葡萄糖溶液，呋塞米，垂体后叶素（抗利尿激素），生理盐水，BL-420I 系统，哺乳类动物手术器械 1 套，压力换能器，动脉插管，气管插管，尿道插管（或输尿管插管、膀胱插管），记滴器，兔手术台，铁架台，刺激电极，动脉夹，手术线，纱布，注射器，电子秤等。

四、实验方法与步骤

1. 麻醉及固定

取家兔 1 只，称重，经耳缘静脉注射 20％氨基甲酸乙酯溶液，给药剂量为 5ml/kg，待家兔麻醉后仰卧位固定于兔手术台上。此次麻醉可采用输液方式，麻醉完成后将输液针固定并连接至输液装置，缓慢滴注生理盐水保持血管通畅，以便后续给药。

2. 颈部手术

（1）气管插管　用弯剪紧贴颈部皮肤剪去家兔颈部的被毛，持手术刀沿其颈部正中切开 5～7cm 长的皮肤切口，用止血钳钝性分离皮下组织直至暴露气管。进行气管插管。

（2）分离血管神经　用左手拇指和示指捏住家兔一侧颈部皮肤切口和部分颈前肌肉向外侧牵拉，中指和环指从其下面将皮肤顶起并稍向外翻，便可暴露其深部的颈总动脉鞘。仔细识别颈总动脉鞘内的结构，包括颈总动脉、迷走神经、颈交感神经干和降压神经。分离一侧颈总动脉和对侧迷走神经，分离完成后分别于颈总动脉和迷走神经下方穿两根手术线备用。

（3）颈总动脉插管　操作同实验 2-16 实验方法与步骤"3. 颈总动脉插管"。手术完成后，用温热生理盐水纱布覆盖手术部位。

3. 输尿管插管或膀胱插管

（1）输尿管插管　在耻骨联合上方沿正中线向上做 5cm 长的皮肤切口，沿腹白线切开腹壁，打开腹腔，将膀胱翻出腹腔外，暴露膀胱三角，仔细辨认输尿管，用玻璃分针分离双侧输尿管，游离长度约 2cm，并在输尿管下方穿两根手术线备用。用线将输尿管近膀胱端结扎，待输尿管充盈后，在结扎之上部剪一斜切口，把充满生理盐水的细塑料插管向肾脏方向插入输尿管内，用线结扎固定，可看到尿液从细塑料中慢慢地逐滴流出。轻轻将膀胱回纳腹腔，用生理盐水纱布覆盖切口。

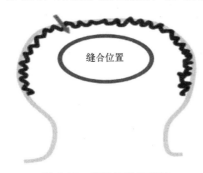

图 2-17　膀胱插管示意图

（2）膀胱插管　在耻骨联合前方，沿正中线做一个长约 2～3cm 的切口，沿腹白线切开腹壁，将膀胱翻出腹腔外，首先在膀胱三角区做一荷包缝合，在缝合中心避开血管丰富的地方做一小切口，插入膀胱插管，收紧缝线以关闭膀胱切口。尿液便从橡皮管口滴出，轻轻将膀胱连同膀胱套管回纳腹腔，并用盐水纱布覆盖切口。膀胱插管如图 2-17 所示。

4. 连接装置

将两侧输尿管插管或膀胱插管固定在记滴器上，并将记滴器与 BL-420I 系统面板的记滴输入接口相连，刺激电极与系统的刺激输出连接；打开电源，启动计算机，进入 BL-420N 系统软件主界面。

五、实验项目

1. 记录正常尿量

点击软件功能区菜单栏"实验模块"，在下拉菜单中选"泌尿实验"，再选择"尿生成的调节"子菜单。松开动脉夹，记录正常血压曲线及尿量。

2. 注射葡萄糖

经耳缘静脉注射 20% 葡萄糖溶液 10ml，观察血压及尿量的变化。

3. 注射垂体后叶素

经耳缘静脉注射垂体后叶素（抗利尿激素），给药剂量 2IU，观察血压及尿量的变化。

4. 注射呋塞米

经耳缘静脉注射呋塞米 1ml，观察血压及尿量的变化。

5. 注射去甲肾上腺素

经耳缘静脉注射 1：10000 去甲肾上腺素 0.3ml，观察血压及尿量的变化。

6. 注射生理盐水

经耳缘静脉注射温生理盐水 20～50ml，观察血压及尿量的变化。

7. 动脉放血

分离一侧股动脉，插入塑料插管或直接切口进行控制放血，使动脉血压迅速下降至 50mmHg（6.6kPa）左右，观察尿量的变化，再迅速补充生理盐水，观察血压和尿量的变化。

上述实验项目完成后，点击软件"停止"按钮，保存实验结果，依次关闭 BL-420N 系统软件、计算机及 BL-420I 系统电源。

六、注意事项

1. 为保证动物在实验时有足够的尿液排出，实验前应给家兔多喂青菜，或者在麻醉后给家兔进行适量输液。

2. 本实验需要多次静脉注射给药，应注意保护兔耳缘静脉。静脉注射应从耳尖部开始，逐步移向耳根部。如果已给动物输液，实验项目中所需注射的药物可自输液的头皮针接头处的三通阀注入。

3. 手术操作应轻巧，腹部切口不可过大，避免损伤性尿闭。剪开腹膜时，注意勿伤及内脏。

4. 实验项目的顺序可根据实验情况灵活掌握，基本原则是促使尿生成增多与减少的实验项目应交替进行。如插管后无尿，可先进行注射葡萄糖实验。

5. 若在寒冬季节实验，要注意给动物保温。

七、难点处理

实验的难点是输尿管插管或者膀胱插管，在输尿管插管时，输尿管与周围组织要轻轻分离，避免出血，动作要轻柔，以免损伤输尿管，塑料管要插入输尿管管腔内，不要插入管壁肌层与黏膜之间，插管方向应与输尿管方向一致，勿使输尿管扭结，以免妨碍尿液流出。在做膀胱插管时，切口要避开血管丰富的地方，膀胱套管应对准两侧输尿管出口，尽量减少残留膀胱的容积。

八、思考题

1. 实验中哪些项目通过影响肾小球滤过率而影响尿量？哪些项目通过影响肾小管和集合管重吸收而影响尿量？

2. 静脉注射 20％葡萄糖引起尿量增多的机制是什么？

3. 静脉注射呋塞米后尿量有什么变化？为什么？

4. 静脉注射垂体后叶素后尿量有什么变化？为什么？

第六节 感觉器官实验

学习目标

【知识目标】掌握眼的近反射与瞳孔对光反射的观察方法、人眼视近物时晶状体曲率变化的规律、视力的概念及测定方法、视野的概念及测定方法、气传导和骨传导检查及鉴别听力障碍的方法；熟悉眼的近反射过程、瞳孔对光反射的检查方法及临床意义、气传导和

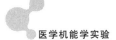

骨传导的途径、两种途径的特点和功效、视野计的使用方法。了解正常人的无色视野与有色视野的测定方法，测定视野的意义。

【能力目标】应用对眼的近反射与瞳孔对光反射的，解释眼的近反射过程、瞳孔对光反射的检查方法及临床意义；应用视力测定的过程，解释视力测定的原理；应用正常人的无色视野与有色视野的测定方法，解释测定视野的意义；应用声波传入内耳的两条途径及其区别，解释临床上常用的鉴别传导性耳聋与神经性耳聋的实验方法与原理；形成分析问题、解决问题的能力，科学的思维能力。

【素质目标】培养学生理论联系实际的能力，良好的团队协作精神；养成严肃认真的科学态度，严谨求实的工作作风；具备良好的专业素质。

实验 2-22　眼的近反射与瞳孔对光反射

一、实验原理

当眼在看远物（6m 以外）时，从物体上发出或反射的光线已基本上是平行光线，这些平行光线经过正常眼的折光系统后，不做任何调节即可在视网膜上形成清晰的图像。而当眼看近物（6m 以内）时，从物体上发出或反射的光线通过眼的折光系统成像在视网膜之后，只能产生一个模糊的视觉形象。但正视眼在看近物时进行了晶状体变凸（最主要）、瞳孔缩小和视轴会聚等一系列的调节，使得正视眼在看近物时也很清晰。

视近物时可反射性地引起睫状肌收缩，悬韧带松弛，晶状体变凸（前凸更显著），曲率增加，折光增强，从而保证物体在两眼视网膜的相称部位形成清晰的像；视近物还可反射性地引起双眼瞳孔缩小（人眼瞳孔直径可在 1.5～8.0mm 范围内变动），这个反射称为瞳孔近反射或瞳孔调节反射，以减小球面像差和色像差；当双眼注视某一近物或被视物由远移近时，两眼视轴向鼻侧会聚，这一反射称为视轴会聚或辐辏反射，从而使物像落于两眼视网膜的对称点上，以免形成复视。

当环境光线较强时，双眼瞳孔缩小，而在光线变弱时双眼瞳孔散大。这种现象称为瞳孔对光反射，是眼的一种适应功能，以控制射入眼内的光量，使视网膜不会因光线太强而受到损害或光线太弱而影响视觉，与视近物无关。瞳孔对光反射是双侧性的，光照一侧眼睛，双侧眼的瞳孔均缩小，故又称互感性对光反射。瞳孔对光反射的中枢在中脑，因此临床上常通过检查瞳孔对光反射的情况判断病情危重程度和麻醉深度。

二、实验对象

人。

三、实验药品和器材

蜡烛，打火机和手电筒。

四、实验方法与步骤

1. 眼的近反射

（1）晶状体调节

① 被试者进入暗室中，静坐并平视远处（150cm 以外）的某一目标。

② 用打火机或火柴点燃蜡烛，检查者手执点燃的蜡烛，置于受试者眼前 30～50cm 并偏颞侧 45°处。检查者从另一侧可观察到受试者眼内有 3 个蜡烛映像［图 2-18(a)］，其中最亮的中等大小的正立像 I 是光线在角膜表面反射形成的；较暗的最大的正立像 II 是光线在晶状体前表面反射形成的；最小的一个倒立像 III 是光线在晶状体后表面反射形成的。看清三个烛像后记住 3 个蜡烛映像的位置和大小。

③ 让受试者迅速注视眼前 15cm 左右的某一目标（如检查者的一根手指），可观察到受试者眼内 II 像变小且向 I 像靠近、I 像无变化、III 像变化不明显［图 2-18(b)］，说明视近物时晶状体前表面向前凸，曲率增加，更靠近角膜，而角膜前表面和晶状体后表面的曲率及位置均无明显改变。这是由于晶状体前表面曲度的增加。

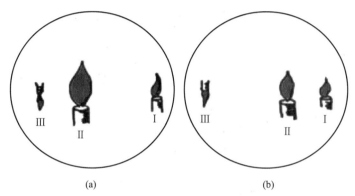

图 2-18　晶状体调节时眼内的蜡烛映像

(a) 视远物时；(b) 视近物时

I 蜡烛在角膜前的成像；II 蜡烛在晶状体前面的成像；III 蜡烛在视网膜的成像

（2）瞳孔近反射和辐辏反射

① 先让受试者注视正前方远物，观察其瞳孔的大小和两眼的位置。

② 再将物体由远处向被试者眼前移动，观察两眼瞳孔大小的变化以及两眼位置的变化。

2. 瞳孔对光反射

① 先让受试者注视远方，观察两眼瞳孔大小。

② 然后在鼻梁上用遮光板或手隔离光线，再用手电筒照射受试者一侧眼睛，观察两眼瞳孔大小的变化。

五、注意事项

1. 检查视轴会聚时，受试者两眼应紧盯物体。

2. 检查瞳孔对光反射时，受试者两眼应看向远处，勿直视手电筒光。

六、难点处理

实验的难点 1 是晶状体调节的测试，被测者要背光而坐。实验的难点 2 是瞳孔对光反射的测试，不可用手电筒直射眼球，应该从颞侧向鼻侧晃动手电筒。

七、思考题

1. 分析视近物时晶状体变凸的反射过程。

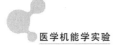

2.光照一侧眼睛，为何另一侧眼睛的瞳孔也会缩小？

3.瞳孔对光反射有何临床意义？

实验 2-23　视力测定

一、实验原理

视力又称视敏度，是指人眼能分辨两点之间最小距离的能力，即眼睛对物体细微结构的分辨能力。通常以视角作为衡量标准，视角是指物体上两点的光线投射入眼经过节点相交时所形成的夹角，受试者能分辨的视角越小，表明其视力越好；视角越大则表明视力越差。正常眼的视角约 1 分角，视力通常用视角的倒数来表示。正常人眼视力的限度是视网膜物像不小于中央凹处一个视锥细胞的平均直径，即 $4.5\mu m$。

在眼前方 5m 处，两个相距 1.5mm 的光点所发出的光线入眼后，形成的视角为 1 分角，此时的视网膜像约 $4.5\mu m$，若能被人眼看清，就认为该眼睛具有正常视力，视力为 1.0，视力表就是根据视角的原理设计的。

常用的国际标准视力表由 12 行"E"字构成。当受试者距视力表 5m 处观看第 10 行时，"E"字的第一缺口发出一光线恰在眼球内形成 1 分角。因此，凡在距 5m 处能辨认第 10 行"E"字缺口方向者，即为正常视力 1.0。

根据公式：视力＝受试者与视力表的距离/正视眼看清该行的距离，记其视力位 5/5，即 1.0，国际标准视力表中每一行的视力值即按上述公式求得。

国际标准视力表相邻两行视标大小之比不等，故不能很好地反映视力的增减程度。我国在国际标准视力表的基础上，将任何相邻两行视标大小之比固定为 $10^{0.1}$（$10^{0.1}=1.2589$），即视标每增大 1.2589 倍，视力记录就减少 0.1（$\lg 10^{0.1}$）。我国目前通用的是标准对数视力表。

二、实验对象

人。

三、实验药品和器材

标准对数视力表，指示棒，遮眼板和米尺。

四、实验方法与步骤

（1）将视力表挂在光线均匀且充足的墙上（或打开插电式视力表电源）。

（2）受试者站在或坐在距离视力表 5m 远处，并确保眼睛与视力表上视力为 1.0 或 5.0 的那一行同高。

五、实验项目

1.先用遮眼板遮住一眼，用另一眼看视力表。检查者用指示棒从表的第一行开始，依次指向各行，让受试者说出各行符号缺口的方向，直到受试者完全不能辨认为止，即可从视力表上读出此眼视力值。

2.用同样的方法测定另一侧眼睛的视力。

3.如受试者对最上一行符号（表上视力值 0.1）无法辨认，则令其向前移动，直到能辨认清楚最上一行为止。然后根据实际距离，再按下列公式推算出其视力。

$$受试者视力＝0.1×受试者与视力表距离(m)/5m$$

4.屈光不正者应同时测量裸眼视力（摘掉眼镜）和矫正视力（戴上眼镜）。

六、注意事项

1.确保测试环境光线均匀充足。

2.受试者须站在距离视力表5m处，眼睛与视力表上视力为1.0或5.0的那一行同高。

3.受试者与视力表的距离应准确。

七、难点处理

实验的难点是若受试者对最上一行符号（表上视力值0.1）无法辨认时视力的测定。准确测量受试者辨认清楚最上一行为止与视力表的距离，再根据公式：

$$受试者视力＝0.1×受试者与视力表距离(m)/5m$$

计算得出受试者的视力。

八、思考题

1.某受试者在距离视力表2m处方能看清第一行视标，其视力是多少？

2.近视发生的机制有哪些？日常生活中如何预防近视？

实验 2-24　视野测定

一、实验原理

单眼固定注视前方一点所能看到的空间范围，称为视野（visual field）。视野的最大界限可用该眼所能看到的最大范围与视轴所成夹角的大小来表示。视轴是指用单眼固定注视外界某一点，连接该点与视网膜黄斑中央凹处的假想线。所视物体的颜色会影响视野的大小。同一光照条件下，用不同颜色的目标物测得的视野大小不同，白色视野最大，其次是黄色、蓝色、红色，绿色视野最小。视野的大小可能与各类感光细胞在视网膜中的分布范围有关。另外，由于面部鼻和额阻挡视线，也会影响视野的大小和形状。如正常人颞侧视野大于鼻侧，下方视野大于上方。

临床上通过视野检查可发现有无视野缺损，有助于了解视网膜、视觉传导路和视觉中枢的功能。许多眼病及神经系统疾病可引起视野的特征性改变，所以视野检查在疾病诊断中有重要意义。视野狭小者不宜驾车和从事相关需要大视野的工作。

二、实验对象

人。

三、实验药品和器材

弧形视野计，视标（白、红、黄、绿色等），视野图纸，遮眼板和铅笔。

四、实验方法与步骤

（1）观察弧形视野计的结构（图2-19），并熟悉它的使用方法。弧形视野计是一个半圆弧形金属板，安在支架上，可绕水平轴旋转360°，旋转角度可从分度盘上读出。圆弧架外面有刻度，表示该点射向视网膜周边的光线与视轴所形成的夹角，视野界限即以此角度表示。在圆弧架内面中央有一固定的小圆形的目标物，弧架对面的支架上有一可上下移动的托颌架，其上方附有眼眶托。此外，还附有各色视标。

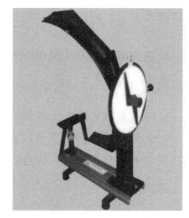

图 2-19　弧形视野计

（2）将视野计放置于光线充足的地方，受试者背向光源。

（3）将视野计对着充足的光线放好，受试者端坐，并将下颌放在托颌架上，眼眶下缘靠在眼眶托上。调整托颌架的高度，使眼与弧架的中心点位于同一水平面上。先将弧架摆在水平位置，测试眼注视弧架的中心点，遮住另一只眼。

五、实验项目

1.检查者沿弧架周边向中央慢慢移动白色视标，随时询问受试者是否看见了视标。当受试者回答看见时，就将视标倒移一段距离，然后再向中央移动，如此重复测试一次，待得出一致结果后，将受试者刚能看到视标时视标所在点标在视野图纸的相应经纬度上。用同样方法，从弧架的另一端测出对侧刚能看见的视标点，亦标在视野图纸的相应经纬度上（图 2-20）。

2.将弧架转动45°，重复上一项操作。如此操作4次，得出8个点。将视野图纸上的8个点依次连接起来，即得出白色视野。

3.按照上述操作方法，测出红、黄、绿等各色视觉的视野。用相同颜色的铅笔或不同形式的线条标示出各色视野的范围。

4.按同样的方法测定另一侧眼睛的视野。

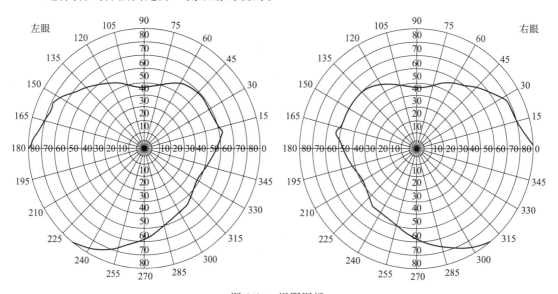

图 2-20　视野图纸

六、注意事项

1.测试过程中，被测眼应始终注视弧架中心点。眼球不能随意转动，只能用"余光"

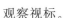

观察视标。

2.测试有色视野时，应以看出视标的颜色为准，检查者不得暗示。

3.视野测定时一般不戴眼镜，避免镜框遮挡而影响视野。

七、难点处理

本实验的难点是受试者需要多次测试，眼睛疲劳，导致结果不准，因此在测试一种颜色的视野后，应休息5min，再测另一种颜色，以避免眼的疲劳所造成的误差。

八、思考题

1.视野受哪些因素的影响？视野测定有何临床意义？

2.为什么白色视野较大？夜盲症患者的视野是否发生变化，为什么？

实验 2-25　声波传入内耳的途径

一、实验原理

声波可通过气传导和骨传导两种途径传入内耳。气传导是指声波经外耳道引起鼓膜振动，再经听骨链和卵圆窗膜传入耳蜗引起听觉；骨传导是指声波直接作用于颅骨，经颅骨和耳蜗骨壁传入耳蜗，引起内淋巴振动，产生听觉。正常情况下以气传导为主，骨传导的效能远低于气传导，在引起正常听觉中的作用极小。但当气传导发生障碍时，气传导的效应减弱或消失，骨传导效应相应提高。由于鼓膜或中耳病变等气传导障碍引起的听力下降或消失，称为传音性耳聋。由耳蜗等病变引起的听力下降或消失，称为感音性耳聋。当内耳耳蜗、听神经或听觉中枢病变引起的听力下降或消失，称为神经性耳聋。神经性耳聋时，音叉试验的结果表现为气传导和骨传导均有不同程度的减退。

因此，临床上可通过检查患者的气传导和骨传导是否正常来判断听觉异常的产生部位和原因。

二、实验对象

人。

三、实验药品和器材

音叉（频率256Hz或512Hz），橡皮锤和棉球。

四、实验方法与步骤

1.比较同侧耳的气传导和骨传导（任内试验）

（1）室内保持安静，受试者取坐位。检查者敲响音叉后，立即将叉柄置于受试者一侧颞骨乳突部，通过骨传导，受试者可听到音叉振动的响声。以后，随着时间的延续，声音逐渐减弱。

（2）当受试者刚刚听不到声音时，立即将音叉移至其外耳道口外侧1cm左右处，则受试者又可重新听到响声。反之，先置音叉于外耳道口处，当听不到响声时再将音叉移至乳突部，受试者仍听不到声音。这说明正常人气导时间比骨导时间长，临床上叫作任内试验阳性（＋），如图2-21。

（3）用棉球塞住外耳道（模拟气传导障碍），重复上述实验步骤，则气导时间缩短，等于或小于骨导时间，临床上称为任内试验阴性（－）。

（4）思考用任内试验怎样鉴别传导性耳聋和神经性耳聋，二者表现有何不同。

2. 比较两耳骨传导（韦伯试验）

（1）将振动的音叉柄置于受试者前额正中发际处，询问受试者两耳听到的声音强弱是否一致。由于正常人两耳的感音功能基本

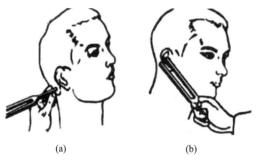

图 2-21 骨传导和气传导检查示意图
(a) 骨传导；(b) 气传导

一致，且测试声波传向两耳的路径相同，距离相等，因此正常人所感受到的声音响度应是基本相等的。临床上称为韦伯试验阳性（＋）。

（2）用棉球塞住受试者一侧外耳道（模拟气传导障碍），重复上项操作，询问受试者两耳听到的声音响度是否一致，声音偏向哪侧？气传导受损时，骨传导可相对增强，因此，受试者被塞棉球一侧耳朵听到的声音更响。

（3）取出棉球，将胶管一端塞入受试者被检测耳孔，管的另一端塞入另一人某侧耳孔。然后将发音的音叉置于受试者的同侧颞骨乳突上，另一人可通过胶管听到响声。此现象说明什么问题？

（4）根据上述实验现象，考虑如何鉴别传导性耳聋与神经性耳聋。

五、注意事项

1.室内必须保持安静，以免影响实验结果。

2.敲击音叉时不要用力过猛，可在手掌上或大腿上敲击，切忌在坚硬物体上敲击，以免产生泛音。

3.音叉放在外耳道附近时，音叉臂的振动方向应正对外耳道口。

六、难点处理

本实验的难点是音叉的使用，在使用音叉时只能用手持音叉柄，避免音叉臂与身体及周围物体接触而影响振动。音叉放在外耳道口附近，叉枝离外耳道口 1～2cm，并使叉枝振动方向正对外耳道口。

七、思考题

1.正常人声波传导的主要途径是什么？为何气传导功效远高于骨传导？

2.比较气传导与骨传导的异同。

第七节 神经系统实验

学习目标

【知识目标】掌握哺乳动物的开颅方法、去大脑僵直动物模型的制备、脊动物的制备方法、反射弧的组成部分、肱二头肌反射、肱三头肌反射、膝反射和跟腱反射的临床检查方法；熟悉家兔大脑皮质运动区机能定位现象的观察、去大脑僵直现象的观察、测定反射时

的方法；了解皮质运动区对躯体运动的调节作用、脑干在姿势反射中的作用、腱反射检查的临床意义。

【能力目标】应用电刺激大脑皮质运动区不同部位，观察相关肌肉的运动，解释大脑皮质运动区的功能特征；应用去大脑僵直现象，解释脑干等中枢神经系统对肌紧张的调控作用；应用反射弧的分析，解释反射弧的完整性与反射活动的关系；应用人体腱反射的检查，解释腱反射检查的临床意义。

【素质目标】培养学生理论联系实际的能力，良好的团队协作精神；养成严肃认真的科学态度，严谨求实的工作作风；具备良好的专业素质。

实验 2-26　兔大脑皮质机能定位和去大脑僵直

一、实验原理

大脑皮质运动区是调节躯体运动机能最高级和最复杂的中枢部位。在灵长类动物，它主要位于中央前回（Brodmann 4 区）和运动前区（Brodmann 6 区），如图 2-22 所示。它通过锥体系及锥体外系下行通路，控制脑干和脊髓运动神经元的活动，从而控制肌肉运动。电刺激该区的不同部位，可以引起躯体不同部位的肌肉运动。

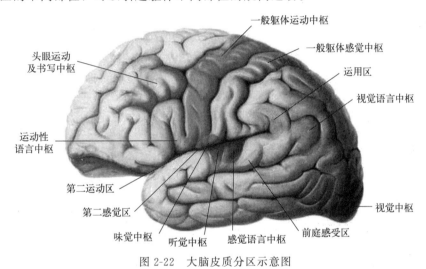

图 2-22　大脑皮质分区示意图

1. 大脑皮质机能定位

皮质部位呈有秩序的排列，称为皮质运动区机能定位或运动的躯体定位结构。运动区有以下功能特征：对躯体运动的调控为交叉性支配，即一侧皮质支配对侧躯体的肌肉，在头面部，除下部面肌和舌肌主要受对侧支配外，其余部分均为双侧性支配；皮质代表区的大小与躯体运动的精细和复杂程度有关；运动代表区功能定位总体安排是倒置的，但头面部代表区的内部安排是正立的（图 2-23）。

在较低等的哺乳动物中，如兔和大鼠，大脑皮质运动区机能定位已具一定雏形，因此可以借以了解高等动物的大脑皮质运动机能的生理特性。动物愈高级，代表区的精细程度愈高，反之则比较粗糙。本实验即以电刺激方法观察家兔大脑皮质对躯体运动的控制及特点。

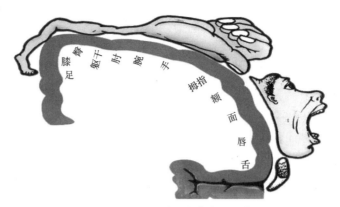

图 2-23　大脑皮质运动代表区示意图

2. 去大脑僵直

脑干网状结构中存在加强或抑制肌紧张和肌肉运动的区域，分别称为脑干网状结构易化区和脑干网状结构抑制区。此外，脑其他结构中也存在调节肌紧张的区域或核团，如刺激大脑皮质运动区、纹状体和小脑前叶蚓部等部位，可引起肌紧张降低，这些区域或核团与脑干网状结构抑制区和易化区具有结构和功能上的联系，它们对肌紧张的影响可能是通过脑干网状结构内的抑制区和易化区来完成的。

中枢神经系统对伸肌的紧张度具有易化作用和抑制作用，通过二者的作用使骨骼肌保持适当的肌紧张，以维持机体的正常姿势。从中脑四叠体的前、后丘之间切断脑干的动物，称为去大脑动物。由于神经系统内，中脑以上水平的高级中枢对肌紧张的抑制作用被阻断，而中脑以下各级中枢对肌紧张的易化作用相对加强，因此出现了伸肌紧张亢进的现象。动物表现为四肢僵直，头向后仰，尾向上翘的角弓反张状态，这种现象称为去大脑僵直（图 2-24）。去大脑僵直是抗重力肌（伸肌）肌紧张增强的表现。但是由于脊髓和低位脑干相连接，因此不出现脊髓休克现象。

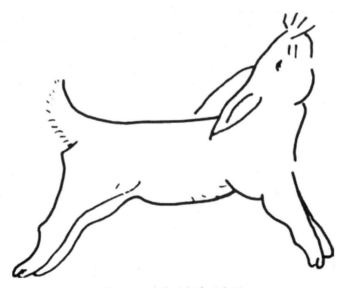

图 2-24　去大脑僵直示意图

二、实验对象

家兔，2～2.5kg，雌雄不限。

三、实验药品和器材

20％氨基甲酸乙酯溶液，生理盐水，液体石蜡，哺乳类动物手术器械1套，BL-420I系统，兔手术台，骨钻，咬骨钳，刺激电极，止血海绵或骨蜡，纱布，注射器等。

四、实验方法与步骤

1. 麻醉与固定

取家兔1只，称重，经耳缘静脉注射20％氨基甲酸乙酯溶液，给药剂量为2～3ml/kg，待家兔麻醉后俯卧位固定于兔手术台上，麻醉不宜过深。

2. 开颅手术

剪去家兔头顶部被毛，从两眉间至枕部沿中线将头皮纵向切开，然后用手术刀刀柄向两侧剥离肌肉和骨膜。在冠状缝后、矢状缝旁约0.5cm处用骨钻开孔（图2-25），再以咬骨钳扩大创口，出血时用止血海绵或骨蜡及时止血。充分暴露两侧大脑半球，用注射针头将硬脑膜挑起，在矢状窦下方穿两根手术线并结扎，持眼科剪细心剪开硬脑膜，以暴露大脑皮质。将温热的液体石蜡滴在脑组织表面，以防其干燥而影响活性。手术完毕后将家兔四肢松绑，以便观察运动效应和去大脑僵直现象。

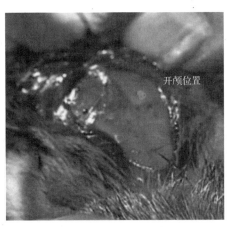

图2-25 家兔开颅钻孔位置示意图

五、实验项目

1. 大脑皮质运动功能定位

点击软件功能区菜单栏"实验模块"，先在下拉菜单中选择"中枢神经系统实验"，再选择"大脑皮质运动功能定位"子菜单。打开刺激器控制窗口，调整参数为：刺激强度10～20V，频率20～50Hz。连续点刺激大脑半球不同部位，观察躯体运动情况，并将观察到的实验结果标记在预先画好的家兔大脑皮质示意图上（图2-26）。

认真观察并记录上述实验结果。依次关闭BL-420N系统软件、计算机及BL-420I系统电源。

2. 去大脑僵直

将颅部创口向后扩展至暴露大脑半球后缘。左手将动物头部托起，右手用手术刀柄将大脑半球的枕叶翻托起来，露出四叠体（上丘较粗大，下丘较小）。用手术刀刀背在上、下丘之间向口裂方向呈45°方位插入，将脑干完全切断，即成为去

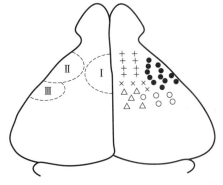

图2-26 家兔大脑皮质的刺激效应区
+—颜面和下颌；△—前肢；×—前、后肢；
●—下颌；○—头；
Ⅰ—中央后区；Ⅱ—脑岛区；Ⅲ—下颌运动区

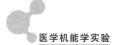

大脑动物。然后，使兔侧卧，几分钟后可见动物的躯体和四肢慢慢变硬伸直（前肢比后肢更明显），头后仰、尾上翘，呈角弓反张状态（图2-24）。

六、注意事项

1. 动物麻醉宜浅。麻醉过深会影响刺激效应和去大脑僵直现象的观察。

2. 开颅时切勿伤及矢状窦和横窦，以免出血过多影响脑组织活性。

3. 刺激大脑皮质前，可先刺激手术部位的肌肉，观察骨骼肌是否收缩以检查刺激电极有无刺激信号输出；将刺激电极尖端打弯，以免电极损伤脑组织。

4. 刺激大脑皮质引起的肌肉收缩有一定的潜伏期，故每次刺激应持续5～10s。

七、难点处理

本实验的难点是去大脑僵直实验时切断位置要准确，过低将伤及延髓，导致呼吸停止；过高则不易出现去大脑僵直现象。为避免切断脑干时出血过多，可用拇指与示指在第一颈椎横突后缘压迫椎动脉数分钟。

八、思考题

1. 大脑皮质运动区的功能特征有哪些？

2. 本次实验产生的去大脑僵直属于α僵直还是γ僵直？为什么？

实验2-27　反射弧的分析

一、实验原理

反射是指机体在中枢神经系统的参与下，对内外环境变化产生的规律性应答。反射的结构基础是反射弧，反射弧包括感受器、传入神经、神经中枢、传出神经和效应器五个部分。反射弧结构和功能的完整是实现反射活动的必要条件，其中任一环节的解剖结构和生理完整性一旦受到破坏，反射活动就无法实现。

反射时是反射通过反射弧所用的时间，从感受器接收刺激到效应器产生反应所需的时间，反射时的长短不仅与刺激的强度有关，还与参与反射的中枢神经元数量有关，兴奋在中枢传递时需要跨越的化学性突触数目越多，反射时越长。

反射是神经调节的基本方式，较复杂的反射需要较高级中枢神经系统整合才能完成，而较简单的反射仅需较低级中枢神经系统即可完成。由于脊髓的机能比较简单，所以常选用只毁脑的动物（如脊蛙或脊蟾蜍）为实验材料，以利于观察和分析。

二、实验对象

蛙或蟾蜍。

三、实验药品和器材

任氏液，0.5％硫酸溶液和1％硫酸溶液，蛙类手术器械1套，铁架台，铁夹或铁钩，培养皿，烧杯，秒表，纱布等。

四、实验方法与步骤

1. 制备脊动物

取蛙或蟾蜍一只。用左手示指按压其头部前端,拇指按压背部脊柱,其余三指紧握躯干及下肢;右手持金属探针沿正中线由头部前端向下划,触及凹陷的部位即为枕骨大孔所在之处。将探针由枕骨大孔处垂直刺入,然后将探针向前刺入颅腔,并反复左右搅动,捣毁脑组织,这种脊髓与高位中枢离断的动物即为脊动物。

2. 固定动物

用铁夹夹住或铁钩钩住蛙或蟾蜍的下颌,将其悬挂在铁架台上。

五、实验项目

1. 观察搔扒反射

将浸有 0.5% 硫酸溶液的一小片滤纸贴到蛙或蟾蜍的下腹部皮肤上,可见其四肢均向此处搔扒。

2. 0.5% 硫酸溶液刺激右后肢脚趾尖

将蛙或蟾蜍右后肢的最长趾浸入盛有 0.5% 硫酸溶液的培养皿中,观察屈肌反射。同时启动秒表计时,当出现屈肌反射即停止计时,所用时间即为反射时。随即迅速将右后肢放入盛有自来水的烧杯内,洗去皮肤上的硫酸溶液,并用纱布擦干。重复测定屈反射时 3 次,求出均值作为右后肢最长趾的反射时。

3. 剥离左后肢脚趾皮肤

从左后肢踝关节处向下剥去皮肤,然后用 0.5% 硫酸溶液刺激左后肢的最长趾,观察有无屈肌反射。

4. 1% 硫酸溶液刺激右后肢脚趾尖

用 1% 硫酸溶液刺激右后肢的最长趾,方法同实验项目 2 中的"观察屈肌反射",并将测得的反射时与其进行比较。

5. 剪断右侧坐骨神经

取下脊蛙,俯卧蛙板上,在右侧大腿背面做一环形皮肤切口,用玻璃分针分开肌肉,找出坐骨神经,做两处结扎,在两结之间将神经剪断,再用 1% 硫酸溶液刺激右后肢的最长趾,观察有无屈肌反射。

6. 破坏脊髓

持探针从枕骨大孔处进针并向下刺入椎管捣毁脊髓,然后重复实验项目 1.,观察是否出现搔扒反射。

六、注意事项

1. 每次用硫酸刺激后迅速用清水冲洗皮肤上残留的硫酸溶液,并用纱布轻轻擦干,以免皮肤感受器受损及硫酸溶液被稀释而影响实验结果。

2. 浸入硫酸溶液的部位应限于一个趾尖,每次浸泡范围也应尽量一致,切勿浸入太多,以保持相同的刺激强度。

3. 趾尖皮肤务必剥离干净以免影响实验结果。

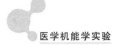

七、难点处理

本实验的难点是脊蛙的制备，制备脊蛙时，颅脑离断的部位要适当，太高因保留部分脑组织而可能出现自主活动，太低又可能影响反射的产生。

八、思考题

1. 本实验中屈肌反射的反射弧由哪五个具体部分组成？
2. 刺激坐骨神经中枢端及外周端均能引起相应的反应，说明了什么问题？

实验 2-28　人体腱反射检测

一、实验原理

腱反射是指快速牵拉肌腱时发生的牵张反射。牵张反射是指有完整神经支配的骨骼肌，受外力牵拉而伸长时引起被牵拉的肌肉发生收缩的反射。牵张反射包括腱反射和肌紧张两种类型。

腱反射是快速牵拉肌腱，引起被牵拉的肌肉明显收缩，如叩击股四头肌肌腱引起股四头肌收缩的膝反射、叩击跟腱引起小腿腓肠肌收缩的跟腱反射等。腱反射是一种单突触反射，其感受器是肌梭，中枢在脊髓前角，效应器主要是肌肉收缩较快的肌纤维成分。腱反射的减弱或消退，常提示反射弧的传入、传出通路或脊髓反射中枢的损害或中断。而腱反射的亢进，则提示高位中枢的病变，因为牵张反射受高位中枢的调控。

因此，临床上常通过检查腱反射来了解神经系统的功能状态。

二、实验对象

人。

三、实验药品和器材

叩诊锤。

四、实验方法与步骤

受试者应予以充分合作，避免精神紧张和意识性控制，四肢保持对称、放松。如果受试者精神或注意力集中于检查部位，可使反射受到抑制。此时，可用加强法予以消除。最简单的加强法是让受试者主动收缩所要检查反射以外的其他肌肉。

五、实验项目

1. 肱二头肌反射

受试者取坐位，检查者用左手托住受试者右肘部，左前臂托住受试者的前臂，并以左手拇指按于受试者的右肘部肱二头肌肌腱上，然后用叩诊锤叩击检查者自己的左拇指〔图 2-27(a)〕。正常反应为肱二头肌收缩，表现为前臂呈快速的屈曲动作。

2. 肱三头肌反射

受试者取坐位，上臂稍外展，前臂及上臂半屈呈 90°。检查者以左手托住其右肘部内侧，然后用叩诊锤轻叩尺骨鹰嘴的上方 1～2cm 处的肱三头肌肌腱。正常反应为肱三头肌收缩，表现为前臂呈伸展运动［图 2-27（b）］。

3. 膝反射

受试者取坐位，两小腿自然下垂悬空，与大腿成直角（取仰卧位时，检查者左手于腘窝处轻轻托起受试者两侧膝关节使其小腿与大腿呈约 120°的屈曲）。检查者右手持叩诊锤叩击一侧股四头肌肌腱，观察受试者的反应［图 2-27（c）］。正常反应为小腿伸直。

4. 跟腱反射

受试者双腿跪于椅面上，踝关节以下悬空（取仰卧位时，受试者髋关节及膝关节稍屈曲，下肢稍外旋外展，检查者用左手轻托患者足底，使足呈过伸位），检查者右手持叩诊锤叩击一侧跟腱，观察受试者的反应。正常表现为足向跖面屈曲［图 2-27（d）］。

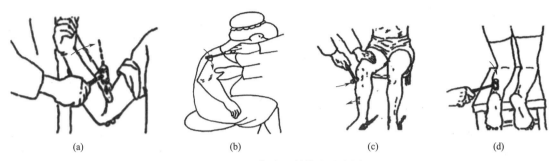

(a)　　　　　　　　　(b)　　　　　　　　　(c)　　　　　　　　　(d)

图 2-27　人体腱反射检查示意图

（a）肱二头肌反射；（b）肱三头肌反射；（c）膝反射；（d）跟腱反射

六、注意事项

1. 检查者动作应轻缓，消除受检者紧张情绪。
2. 受检者不要紧张，四肢肌肉放松。
3. 每次叩击的部位要准确，叩击的力度要适中。

七、难点处理

本实验的难点是各种腱反射的检测，在检测时，检查者应保证每次叩击的部位准确、轻重适度、力量均等；受试者应保持肢体自然放松，避免有意识地控制肌肉活动。受试者精神紧张或注意力集中于检查部位时可使反射受到抑制而影响检查结果。这种情况下检查者向受试者提出一些与检查无关的问题或嘱其做深呼吸、咳嗽等动作，借以消除受试者的紧张情绪，转移其注意力。

八、思考题

1. 比较腱反射和肌紧张的异同。
2. 检查腱反射的临床意义是什么？
3. 以膝反射为例，说明从叩击股四头肌肌腱到引起小腿伸直动作的全过程机制。

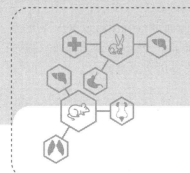

第三章 药理学实验

第一节 药物动力学实验

学习目标

【知识目标】掌握常用药物动力学动物实验方法；熟悉药物的跨膜转运；被动转运和主动转运；了解吸收、分布、代谢与排泄的过程及其影响因素。

【能力目标】应用若干实验训练，解释并加深对理论课学习内容的理解，形成综合运用知识进行实验设计实施科研创新思路，提高独立思考问题和解决问题的能力。

【素质目标】培养学生基本操作技能，养成独立思考问题和解决问题的能力。

实验 3-1 不同给药途径对药物作用的影响

一、实验原理

给药途径不同可直接影响药物效应产生的快慢和强弱。例如硫酸镁口服具有导泻和利胆的作用（口服不易吸收），注射具有抗惊厥和降压作用，外用则具有消炎和镇痛的作用。

二、实验对象

小鼠，雌雄均可，体重 18～22g。

三、实验药品和器材

托盘天平 1 台，1ml 注射器，实验专用鼠笼子，10％硫酸镁溶液，2.5％ $CaCl_2$ 溶液等。

四、实验方法与步骤

1. 称重编号

取小鼠 4 只，编号称其体重，分别放进 4 个鼠笼子里，观察 4 只小鼠的正常活动。

2. 对 4 只小鼠开始采用不同给药途径给药

（1）取 1 号鼠经灌胃 10％$MgSO_4$ 溶液 0.2ml/10g。

（2）取 2 号鼠经腹腔注射 10％MgSO$_4$ 溶液 0.2ml/10g，分别置于玻璃钟罩中，密切注意观察呼吸、肌肉有无松弛、瘫痪、排便变化等反应，记录出现的时间。

（3）取 3 号小鼠，腹腔注射方式给 10％硫酸镁溶液 0.2ml/10g 后，立即腹腔内再注射 2.5％ CaCl$_2$ 溶液 （0.1ml/10g）观察并记录动物出现的症状。

（4）取 4 号小鼠，腹腔注射方式给 10％硫酸镁溶液 0.1ml/10g，出现症状后，立即从尾静脉缓慢注射 2.5％ CaCl$_2$ 溶液。观察并记录动物出现的症状。

3.记录观察现象

观察小鼠出现的反应，并记录反应发生的时间，将其填入表 3-1，然后进行比较。

表 3-1　不同给药途径对药物作用的影响

鼠号	体重	给药前情况	药物及剂量	给药途径	用药后反应
1					
2					
3					
4					

五、实验项目

1.观察不同给药途径对于药物作用的影响。

2.学习小鼠不同途径给药方法。

六、注意事项

1.腹腔注射时，注射角度不宜太小，以免刺入皮下；进针部位不宜太高，刺入不能太深，以免伤及内脏。

2.给药剂量要计算准确。

七、难点处理

1.掌握正确的灌胃操作技术，不要误入气管或插破食管，否则可能导致小鼠死亡。

2.实验中严格按照动物体重计算给药量。

3.为消除实验误差，应保证各鼠抽取药液及给药分别由同一人完成。

4.腹腔注射的操作：左手固定小鼠，头低腹高位，右手 45° 在左或右侧下腹部进针，针尖刺入腹腔时有落空感，然后略抽回针头 2mm，贴着腹腔壁轻轻推液。注射结束后，不宜太快抽回针头，否则漏液过多，对于小剂量的注射影响较大。

八、思考题

同一药物，同等给药剂量以不同途径给药将会出现哪些不同反应？

实验 3-2　不同给药剂量对药物作用的影响

一、实验原理

药物的效应和剂量在一定范围内成正比，称为量效关系。药物剂量决定药物在体内的

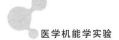

浓度和作用强度，在一定范围内随着给药剂量的增加，药物的作用逐渐增强。超过这个范围，剂量过小，药物作用不明显或无药理作用；剂量过大，则可能出现中毒反应，甚至死亡。

二、实验对象

小鼠，雌雄均可，体重 18～22g。

三、实验药品和器材

托盘天平 1 台，1ml 注射器，实验专用鼠笼子，2%尼可刹米溶液等。

四、实验方法与步骤

1. 称重编号

取小鼠 3 只，编号称其体重，分别放进 3 个鼠笼子里，观察 3 只小鼠的正常活动。

2. 腹腔注射

甲鼠腹腔注射 2%尼可刹米溶液 0.05ml/10g；乙鼠腹腔注射 2%尼可刹米溶液 0.10ml/10g；丙鼠腹腔注射 2%尼可刹米溶液 0.15ml/10g。

3. 记录观察现象

观察小鼠出现的反应，并记录反应发生的时间，将实验结果填入表 3-2，然后进行比较。

表 3-2　不同给药剂量对药物作用的影响

鼠号	体重	药物及药量	用药后反应及发生时间
甲			
乙			
丙			

五、实验项目

1. 观察不同给药剂量对药物作用的影响。
2. 练习小鼠的捉拿法和腹腔注射。

六、注意事项

1. 腹腔注射时，注射角度不宜太小，以免刺入皮下；进针部位不宜太高，刺入不能太深，以免伤及内脏。
2. 给药剂量要计算准确。

七、难点处理

本实验的难点有：

（1）尼可刹米剂量应适当，若过大，则可能出现中毒反应，惊厥甚至死亡。

（2）实验中如遇小鼠惊厥、中毒反应，不必紧张，可注射抢救药物 0.8%苯巴比妥钠解救。

八、思考题

1. 了解药物剂量对作用的影响，在临床用药中有何意义？
2. 什么是药物安全范围对药物应用有何重要性？

第二节 传出神经系统药物实验

学习目标

【知识目标】掌握各种受体的分布、激动后产生的效应、常见传出神经系统药物的作用及临床应用和不良反应；熟悉乙酰胆碱和去甲肾上腺素的生物合成、转运、贮存、释放和代谢；了解传出神经系统解剖结构和分类。

【能力目标】能够将所学的知识运用于生活，解释根据药物作用方式对药物进行分类的方法、形成正确指导患者合理用药的能力。

【素质目标】培养学生树立良好的职业素养，关心、关爱患者，养成理论联系实际的思维模式，具备与人合作的能力。

实验 3-3 传出神经系统药对兔瞳孔的影响

一、实验原理

家兔瞳孔括约肌上分布有 M 胆碱受体，而毛果芸香碱可以激动瞳孔括约肌上的 M 胆碱受体，使瞳孔括约肌收缩而缩小瞳孔。在瞳孔缩小的同时，虹膜向中心拉紧，根部变薄，致使前房角间隙增大，房水回流通畅，降低眼内压。

阿托品阻断瞳孔括约肌上的 M 胆碱受体，抑制瞳孔括约肌收缩，而瞳孔开大肌收缩，使瞳孔散大。瞳孔扩大的同时，虹膜移向外侧缘，使前房角间隙缩小，妨碍房水回流，导致眼压升高。

二、实验对象

家兔，体重 1.5～2.5kg，雌雄均可。

三、实验药品和器材

量瞳尺，剪刀，手电筒，1％硝酸毛果芸香碱溶液，1％硫酸阿托品溶液等。

四、实验方法与步骤

（1）取无眼疾家兔 1 只，由实验者固定，剪去家兔两眼睫毛，于适当强度的光线下用量瞳尺测量两眼瞳孔直径，并认真做好记录。然后再用手电筒照射下测量家兔左右双眼瞳孔直径，观察左右眼瞳孔对光反射是否存有变化。

（2）用手将家兔下眼睑拉成杯状并压住鼻泪管，在左眼滴入 1％硝酸毛果芸香碱溶液 3 滴，右眼滴入 1％硫酸阿托品溶液 3 滴，将药液停留约 1min 后将手放开，任药液自行溢出。待 15min 后再次测量自然光线下和手电筒光下的瞳孔大小及对光反射情况，做好记录，对比用药前后的不同，并将结果填入表 3-3。

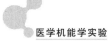

表 3-3　传出神经系统药物对兔眼瞳孔的作用

兔眼	用药前		药物	用药后	
	瞳孔直径	对光反射		瞳孔直径	对光反射
左			硝酸毛果芸香碱		
右			硫酸阿托品		

五、实验项目

1.观察毛果芸香碱和阿托品对家兔瞳孔的影响，根据它们的作用机制，掌握其临床用途。

2.练习家兔的捉拿法、学会滴眼及测量瞳孔操作。

六、注意事项

1.测量瞳孔时不能刺激家兔角膜，否则会引起瞳孔大小的改变。

2.滴药时将下眼睑拉成杯状，并用手指压住鼻泪管，防止药液流入鼻泪管及鼻腔，滴药后停留 1min 再将手松开，以保证药物充分吸收。

3.家兔瞳孔大小可随光线强弱而发生变化，故应在相同光照强度下进行实验。

七、难点处理

1.掌握正确的滴眼方法：用手指压住内眦，以免药液经鼻泪管流入鼻腔吸收而中毒。

2.频繁药物点眼可因过量吸收引起兔全身毒性反应，如出汗、流涎、恶心、呕吐、支气管痉挛和肺水肿等。

3.毛果芸香碱遇光易变质，应避光保存。

八、思考题

通过实验结果简述毛果芸香碱和阿托品对瞳孔的作用机制及临床应用。

实验 3-4　有机磷酸酯类中毒及其解救

一、实验原理

有机磷酸酯类在体内与胆碱酯酶形成磷酰化胆碱酯酶，抑制胆碱酯酶的活性，使其不能分解乙酰胆碱，引起组织中乙酰胆碱过量蓄积，出现 M 样、N 样和中枢神经系统等中毒症状，阿托品可与有机磷酸酯类化合物竞争，与体内 M 受体结合，阻断其有机磷酸酯类的 M 样症状和部分中枢症状。碘解磷定能迅速恢复胆碱酯酶活性，解救有机磷的 N 样症状，从根本上解救有机磷酸酯类中毒。

本实验用有机磷酸酯类的敌百虫致家兔中毒，然后用阿托品及碘解磷定进行解救。

二、实验对象

家兔，体重 1.5～2.5kg，雌雄均可。

三、实验药品和器材

5ml 注射器 1 支，10ml 注射器 2 支，磅秤 1 台，量瞳尺 1 把，5％敌百虫溶液，0.1％

硫酸阿托品溶液，2.5％碘解磷定溶液，酒精棉球等。

四、实验方法与步骤

取家兔2只，编号，称重，注意观察每只家兔各项指标，如活动情况、呼吸情况（频率、幅度、节律是否均匀）、瞳孔大小、唾液分泌、大小便、肌张力及有无震颤等，并做好记录。每只家兔按给药剂量2.0ml/kg计算，由耳缘静脉注射5％敌百虫溶液，观察上述各项指标的变化情况，等待25min家兔中毒症状明显时，立即耳缘静脉给药。甲兔注射0.1％硫酸阿托品溶液1.0ml/kg；乙兔注射2.5％碘解磷定溶液2.0ml/kg。观察上述各项指标的变化情况，观察和分析甲乙兔有何不同，并将结果填入表3-4。

表3-4 有机磷酸酯类中毒实验结果

兔号	体重/kg	药物及药量	瞳孔/mm	呼吸/(次/min)	唾液分泌	大小便	肌张力及震颤	活动情况
甲		用药前						
		5％敌百虫液/ml						
		0.1％阿托品液/ml						
乙		用药前						
		5％敌百虫液/ml						
		2.5％碘解磷定/ml						

五、实验项目

1.观察有机磷酸酯类中毒的症状，比较阿托品与胆碱酯酶复活药的解毒作用。

2.了解有机磷酸酯类中毒和解毒的原理。

六、注意事项

1.如果注射敌百虫20min后，仍无任何中毒症状，可再注射5％敌百虫溶液0.5ml/kg。

2.观察完实验结果后，甲兔再次耳缘静脉注射2.5％碘解磷定溶液2.0ml/kg，以防死亡。

七、难点处理

本实验的难点有：

（1）实验室应该保持通风良好，避免敌百虫从呼吸道吸入。若敌百虫沾染皮肤，应该立即使用大量清水冲洗，禁用肥皂。当pH值大于5.5时，敌百虫毒性将变得更大。

（2）密切观察家兔各项生理指标变化，中毒解救时动作要快，否则家兔可能迅速死亡。

八、思考题

根据实验结果，分析敌百虫的中毒原理和阿托品、碘解磷定的解毒原理及作用特点。

第三节　中枢神经系统药物实验

学习目标

【知识目标】掌握中枢神经系统药物特点；熟悉中枢神经递质及其相应受体的主要生理

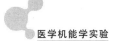

功能、参与相关药物作用的机制；了解中枢神经系统的结构和功能、突触传递及其过程。

【能力目标】应用中枢神经系统药物作用特点、解释药物的临床应用价值、形成指导和监测临床合理用药的能力。

【素质目标】培养学生良好的职业道德、自主学习的习惯和团结协作的精神。

实验 3-5　局麻药的毒性比较

一、实验原理

局部麻醉药是一类能在用药局部可逆性阻断感觉神经冲动发生与传递的药品，简称"局麻药"。在保持清醒的情况下，可逆引起局部组织痛觉消失；局麻药的作用局限于给药部位并随药物扩散而迅速消失。

普鲁卡因（procaine）对黏膜的穿透力弱，一般不用作表面麻醉，主要用于浸润麻醉。

丁卡因（tetracaine）的穿透力及局麻作用均比普鲁卡因强，且作用持久，主要用于表面麻醉。其毒性大，为普鲁卡因的 10 倍，故一般不用于浸润麻醉，若误注入血液可致猝死。

二、实验对象

家兔，小鼠。

三、实验药品和器材

滴管，注射器，手术剪，1%盐酸丁卡因溶液，1%盐酸普鲁卡因溶液等。

四、实验方法与步骤

1. 比较普鲁卡因和丁卡因的表面麻醉作用强度

（1）取无眼疾家兔 1 只，由助手固定，剪去动物的双眼睫毛。

（2）角膜刺激器（兔须代替），轻触角膜之上、中、下、左、右 5 点，观察并记录正常眨眼反射。

（3）用拇指和示指将左侧下眼睑拉成杯状，滴入 1%盐酸丁卡因溶液 3 滴，使其存留 1min，然后任其流溢。

（4）另于右眼内，滴入 1%盐酸普鲁卡因溶液 3 滴。

（5）滴药 5～10min 后，如前实验观察眨眼反射。

（6）以测试次数为分母，眨眼次数为分子，如测试 5 次，若有二次眨眼，记录为 2/5，余类推。记入表 3-5 中。

表 3-5　普鲁卡因和丁卡因的表面麻醉作用强度对比结果

兔眼	药物	眨眼反射	
		用药前	用药后
左			
右			

2. 比较普鲁卡因和丁卡因的毒性

（1）取大小相近的两只小鼠，称其体重，观察正常反应。

（2）分别腹腔注射 1‰盐酸普鲁卡因溶液和 1‰盐酸丁卡因溶液各 0.05ml/10g。

（3）观察两只小鼠的反应，兴奋、惊厥、昏迷、呼吸抑制等，将结果记入表 3-6 中。

表 3-6　普鲁卡因和丁卡因的毒性对比实验结果

动物	药物	毒性		
		发生时间	症状	死亡时间
甲				
乙				

五、实验项目

1.比较普鲁卡因和丁卡因的表面麻醉作用强度。

2.观察普鲁卡因、丁卡因对小鼠的作用结果，判断两药的毒性大小，并联系临床应用。

六、注意事项

1.滴药时用中指压住鼻泪管，以防药液流入鼻泪管被吸收，而发生中毒。

2.刺激角膜的兔须给药前、后应用同一根，刺激强度尽量一致。

3.刺激角膜时不可触及眼睑，以免影响实验效果。

七、难点处理

本实验的难点有：

（1）部分小鼠腹腔注射 1‰盐酸丁卡因后会出现惊厥、角弓反张甚至死亡。

（2）滴眼药水时应采用正确的方法。

八、思考题

为什么丁卡因在临床上不能用作浸润麻醉？

实验 3-6　药物抗惊厥作用

一、实验原理

惊厥是由多种原因引起的中枢神经系统过度兴奋的一种症状。地西泮主要通过作用于 GABA-A 受体，增加氯离子通道开放频率，增强 γ-氨基丁酸能神经的功能而产生中枢抑制作用，而尼可刹米对中枢有明显兴奋作用，大剂量可致惊厥。地西泮具有强大的抗尼可刹米所致惊厥作用。

二、实验对象

家兔，体重 1.5～2.5kg，雌雄均可。

三、实验药品和器材

磅秤，5ml 注射器，25‰尼可刹米溶液，0.5‰地西泮溶液，生理盐水等。

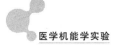
四、实验方法与步骤

取健康家兔 2 只，分别称重编号。甲乙兔均由耳缘静脉注射 25％尼可刹米溶液 0.5ml/kg，待出现惊厥后（躁动、角弓反张等），甲兔立即由耳缘静脉注射 0.5％地西泮溶液 5mg/kg，乙兔耳缘静脉注射等容量生理盐水，观察它们的表现结果有何不同。将结果填入表 3-7 中。

表 3-7　药物抗惊厥作用实验

兔号	体重/kg	药物	体征表征	解救药物	结果
甲		尼可刹米		地西泮	
乙		尼可刹米		生理盐水	

五、实验项目

1. 观察中枢神经系统兴奋药尼可刹米中毒发生惊厥的特点。
2. 观察地西泮的抗惊厥作用。

六、注意事项

尼可刹米给药前地西泮应先吸好备用，以便出现惊厥表现时立即注射。

七、难点处理

本实验的难点有：
（1）注射尼可刹米后随时做好抢救准备，一旦出现惊厥症状立刻注射抢救药物。
（2）地西泮能增强其他中枢抑制药的作用，若同时应用应注意调整剂量。

八、思考题

1. 大剂量尼可杀米为什么可引起惊厥？
2. 地西泮为什么能解救尼可刹米所致惊厥？

实验 3-7　镇痛药的镇痛作用比较

一、实验原理

扭体法是筛选镇痛药的经典方法。乙酸注入小鼠腹腔可刺激腹腔引起大面积而较持久的疼痛，致使小鼠产生"扭体"反应（如腹部收缩内凹、后肢伸张、臀部抬高等）。镇痛药减轻疼痛反应，可明显地减少小鼠发生"扭体"反应的次数。本实验以小鼠出现的扭体次数作为痛或敏感指标，判断药物有无镇痛作用。

二、实验对象

小鼠，雌雄均可，体重 18～22g。

三、实验药品和器材

电子秤，鼠笼，天平，注射器，0.2％盐酸吗啡溶液，0.2％赖氨匹林溶液，0.2％罗通定溶液，生理盐水，1％乙酸溶液等。

四、实验方法与步骤

1. 分组给药

取健康小鼠 8 只，分别称重标号，随机分为 4 组，每组两只（A、B、C、D 组）。A 组为空白对照组，每只小鼠腹腔注射生理盐水 0.1ml/10g。B 组每只小鼠腹腔注射 0.2％盐酸吗啡溶液 0.1ml/10g，C 组每只小鼠腹腔注射 0.2％赖氨匹林溶液 0.1ml/10g，D 组每只小鼠腹腔注射 0.2％罗通定溶液 0.1ml/10g。每只小鼠给药 30min 后，腹腔注射 1％乙酸溶液 0.2ml。

2. 观察统计

每只小鼠全部给完药后连续密切观察 10min，记录每组出现扭体反应数（扭体反应表现为腹部收缩内凹、后肢伸张、躯体扭曲、臀部抬高）。实验完毕后，将全班各组的实验结果进行统计处理，填入表 3-8，计算出每种药物镇痛百分率。

表 3-8　平均痛阈改变百分率记录表

组别	动物只数	药物及剂量	15min 内平均扭体反应次数	镇痛百分率/％
A				
B				
C				
D				

五、实验项目

1. 学习镇痛实验化学刺激法，观察镇痛药的镇痛作用，并联系其临床用途。
2. 观察比较不同镇痛药的镇痛作用、作用机制和特点。

六、注意事项

1. 乙酸溶液应临时配制，以免挥发后浓度下降，观察要连续细致。
2. 注射深度不宜过深，以免伤害器官影响效果。

七、难点处理

本实验的难点有：

（1）室温应恒定于 20℃，过高或过低均不易发生扭体反应。
（2）给药组动物扭体次数比对照组减少 50％以上才能认为有镇痛作用。

八、思考题

1. 简述吗啡镇痛作用机制及临床应用。
2. 镇痛药与解热镇痛药在镇痛上的作用特点。

第四节　抗高血压药物实验

学习目标

【知识目标】掌握常用抗高血压药物的作用特点；熟悉其他抗高血压药物的作用特点；

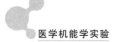
了解心血管系统的结构和功能。

【能力目标】掌握抗高血压药物的临床用药原则及注意事项。

【素质目标】培养学生自主分析问题的能力、临床合理用药思维。

实验 3-8　传出神经系统药物对血压的影响

一、实验原理

传出神经系统药物通过作用于心脏和血管平滑肌上相应的受体产生心血管效应，导致动脉血压的变化。本实验通过观察作用于肾上腺素受体和胆碱受体的激动药与阻断药之间的相互作用，分析药物的作用机制。

二、实验对象

家兔，体重 1.5～2.5kg，雌雄均可。

三、实验药品和器材

20％氨基甲酸乙酯溶液，5％枸橼酸钠溶液，1％肝素溶液，生理盐水，0.01％乙酰胆碱溶液，0.1％阿托品溶液，0.01％肾上腺素溶液，0.01％去甲肾上腺素溶液，0.005％异丙肾上腺素溶液，1％酚妥拉明溶液，0.01％阿托品溶液，手术刀，弯剪，普通剪刀，眼科剪，止血钳，气管插管，动脉插管，兔用压力换能器，兔用动脉套管，动脉夹，头皮静脉注射针头，血管钳，眼科镊，烧杯，弹簧夹，铁支架，BL-420N 生物信号采集系统，20ml注射器，10ml注射器，1ml注射器，搪瓷盘，丝线，纱布，橡胶管等。

四、实验方法与步骤

1. 麻醉固定家兔

取家兔 1 只，称重，耳缘静脉注射 20％氨基甲酸乙酯溶液 5ml/kg，麻醉后将家兔仰位固定于手术台上。

2. 气管插管

剪去家兔颈部皮肤的毛，正中切开颈部皮肤，分离两侧肌肉，露出气管。在气管下穿一根粗线，轻提气管，做一倒"T"型切口，插入气管插管，结扎固定。

3. 动脉插管

分离左侧或右侧的颈总动脉，备细线 2 根，结扎远心端，用动脉夹夹住其近心端，在靠近结扎线处用眼科剪剪一"V"形小口，向心脏方向插入装有 5％枸橼酸钠溶液或 1％肝素溶液的动脉插管，用结扎线固定，以防插管脱落。

4. 描记正常血压曲线

动脉插管与压力换能器相连并连接在生物信号采集系统上，慢慢松开颈总动脉夹，打开三通阀，即可在屏幕相应通道上记录到动脉血压波形。

5. 药物引起血压变化的测定

打开电脑，进入 BL-420E$^+$ 生物机能实验系统，打开"血压实验"系统，选择适当的参数。先描记一段正常血压曲线，然后按顺序依次由家兔耳缘静脉注射药物。观察药物所引

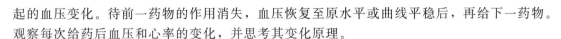

起的血压变化。待前一药物的作用消失，血压恢复至原水平或曲线平稳后，再给下一药物。观察每次给药后血压和心率的变化，并思考其变化原理。

6. 观察指标

（1）观察拟肾上腺素药物对血压的影响

给药顺序如下：

① 0.01％肾上腺素溶液 0.2ml/kg；

② 0.01％去甲肾上腺素溶液 0.2ml/kg；

③ 0.005％异丙肾上腺素溶液 0.2ml/kg。

（2）观察 α 和 β 受体激动药和阻断药对拟肾上腺素药作用的影响

给药顺序如下：

① 0.01％肾上腺素溶液 0.2ml/kg；

② 1％酚妥拉明溶液 0.1ml/kg；

③ 0.01％肾上腺素溶液 0.2ml/kg；

④ 0.01％去甲肾上腺素溶液 0.2ml/kg。

（3）观察胆碱受体激动药和 M 胆碱受体阻断药对血压的影响

给药顺序如下：

① 0.01％乙酰胆碱溶液 0.1ml/kg；

② 0.01％阿托品溶液 0.1ml/kg。

填写表 3-9，标明血压值。

表 3-9　传出神经系统药物对家兔血压的影响

实验编号	给药编号	药物	剂量/(mg/kg)	血压/kPa(mmHg)	
				给药前	给药后
1	1	肾上腺素			
	2	去甲肾上腺素			
	3	异丙肾上腺素			
2	1	肾上腺素			
	2	酚妥拉明			
	3	肾上腺素			
	4	去甲肾上腺素			
3	1	乙酰胆碱			
	2	阿托品			

五、实验项目

1. 观察传出神经系统药物对家兔血压的影响，联系其临床应用。

2. 通过实验掌握传出神经系统药物影响血压的作用机制及规律。

六、注意事项

1. 为避免血栓形成，不给药时应连续、缓慢地推注生理盐水。

2. 手术过程中注意避免损伤血管，如有出血要及时止血。

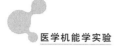
七、难点处理

本实验的难点有：

（1）实验过程中家兔血管和神经都是易损伤的组织，剥离时要谨慎，原则上先神经后血管，先细后粗。

（2）每次家兔耳缘静脉给药后立即推注生理盐水 2ml，以便将余药冲入静脉。

八、思考题

拟肾上腺素和抗肾上腺素药对血压各有何影响？

实验 3-9　抗高血压药物对动脉血压的影响

一、实验原理

原发性高血压发病机制不明，但已知体内有许多系统与血压的调节相关，其中最主要的有交感神经肾上腺素系统和肾素-血管紧张素系统。目前，国内外一线抗高血压药物是利尿药、钙通道阻滞剂、β受体阻断药、血管紧张素转化酶抑制剂、AT_1 受体阻断药。本实验观察常用抗高血压药物对家兔血压的影响，分析各药物的作用机制。

二、实验对象

家兔，体重 1.5～2.5kg，雌雄均可。

三、实验药品和器材

20％氨基甲酸乙酯溶液，5％枸橼酸钠溶液，1％肝素溶液，生理盐水，0.01％去甲肾上腺素溶液，0.004％尼群地平溶液，0.1％盐酸普萘洛尔溶液，0.006％可乐定溶液，手术刀，弯剪，普通剪刀，眼科剪，止血钳，气管插管，动脉插管，兔用压力换能器，兔用动脉套管，动脉夹，头皮静脉注射针头，血管钳，眼科镊，烧杯，弹簧夹，铁支架，BL-420N 生物信号采集系统，20ml 注射器，10ml 注射器，1ml 注射器，搪瓷盘，丝线，纱布，橡胶管等。

四、实验方法与步骤

1. 麻醉固定家兔

取家兔一只，称重，耳缘静脉注射 20％氨基甲酸乙酯溶液 5ml/kg，麻醉后将家兔仰位固定于手术台上。

2. 气管插管

剪去家兔颈部皮肤的毛，正中切开颈部皮肤，分离两侧肌肉，露出气管。在气管下穿一粗线，轻提气管，做一倒 "T" 形切口，插入气管插管，结扎固定。

3. 动脉插管

在气管一侧的颈动脉鞘内分离出颈总动脉（注意有迷走神经伴行，应将其与颈总动脉分离），在颈总动脉下方近、远端各穿一根线，结扎远心端；然后用动脉夹夹住近心端，在靠近结扎处用眼科剪剪一 "V" 形小口，向心方向插入充满 5％枸橼酸钠或 1％肝素的动脉插管，结扎并将线固定于动脉插管上。动脉插管通过压力换能器连接在 BL-420N 生物机能实验系统上；慢慢松开颈总动脉夹，打开三通阀，即可在屏幕相应通道上记录到动脉血压波形。

4. 抗高血压药物对动脉血压影响的测定

打开电脑，进入 BL-420N 生物机能实验系统，打开"血压实验"系统，选择适当的参数。先描记一段正常血压曲线，然后按顺序依次由耳缘静脉注射药物。观察药物所引起的血压变化。待前一药物的作用消失，血压恢复至原水平或曲线平稳后，再给下一药物。

5. 观察指标

（1）观察尼群地平药物对血压的影响

给药顺序如下：

① 0.01％去甲肾上腺素溶液 0.05ml/kg；

② 0.004％尼群地平溶液 0.5ml/kg。

（2）观察普萘洛尔对血压的影响

给药顺序如下：

① 0.01％去甲肾上腺素溶液 0.05ml/kg；

② 0.1％盐酸普萘洛尔溶液 0.5ml/kg。

（3）观察可乐定对血压的影响

给药顺序如下：

① 0.1％去甲肾上腺素溶液 0.05ml/kg；

② 0.006％可乐定溶液 0.5ml/kg。

填写表 3-10，标明血压值。

表 3-10 抗高血压药物对家兔血压的影响

实验编号	给药编号	药物	剂量/(mg/kg)	血压/kPa(mmHg)	
				给药前	给药后
1	1	去甲肾上腺素			
	2	尼群地平			
2	1	去甲肾上腺素			
	2	普萘洛尔			
3	1	去甲肾上腺素			
	2	可乐定			

五、实验项目

观察抗高血压药物对家兔血压的影响，分析各药物的作用机制。

六、注意事项

1. 手术操作过程中应使创面尽可能小，防止动物失血过多。

2. 麻醉药进药时要慢。注意观察保持麻醉动物的呼吸道是否通畅。

3. 推注去甲肾上腺素时，一定注意要快，否则升压作用不明显。

七、难点处理

本实验的难点有：

（1）实验过程中，找到家兔耳缘静脉，插入与注射器相连的头皮静脉注射针头，在给

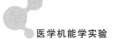

药间隙应连续、缓慢地推注生理盐水，以免形成血栓堵塞针头。

（2）实验操作中注意保护神经，避免切断、结扎、牵拉，以免影响实验结果。

（3）实验中随时注意动脉插管的位置，特别是动物挣扎时，避免扭转而堵塞血流或戳穿血管。

八、思考题

1.分析尼群地平降压的作用特点。

2.分析普萘洛尔降压的作用特点。

第五节　利尿、抗凝、镇咳药物实验

学习目标

【知识目标】掌握利尿药的分类、作用机制和临床应用；熟悉呋塞米、噻嗪类、螺内酯的药理学作用；了解渗透性利尿药的药理作用、临床应用和不良反应。

【能力目标】应用利尿药、抗凝药、镇咳药的药理作用机制，解释它们的作用特点，学会利尿剂、抗凝药物、镇咳药物的临床应用。

【素质目标】培养学生良好的职业道德、自主学习的习惯和团队协调合作的精神。

实验 3-10　呋塞米的利尿作用

一、实验原理

呋塞米是高效利尿药，其特异性抑制分布在管髓袢升支的管腔膜侧的 Na^+-K^+-$2Cl^-$ 同向转运体结合，使 Na^+ 和 Cl^- 在肾小管处的重吸收受到抑制，从而使肾的稀释和浓缩功能受到影响，排出大量等渗的尿液。同时由于 K^+ 重吸收减少，也可以降低由于 K^+ 的再循环导致的管腔正电位。而管腔正电位降低，减小了 Ca^{2+} 和 Mg^{2+} 重吸收的驱动力使它们的排泄也增加。

二、实验对象

小鼠，雌雄均可，体重 $18\sim22g$。

三、实验药品和器材

电子秤，注射器，灌胃针，烧杯，代谢笼，1%呋塞米，生理盐水等。

四、实验方法与步骤

取小鼠 2 只，称重编号，分别给 2 只小鼠生理盐水 0.2ml/10g 灌胃，然后将两只小鼠分开，甲鼠腹腔注射 1%呋塞米 0.2ml/10g，放入代谢笼内，乙鼠放入另一个代谢笼内作对照组。每 5min 观察收集尿液一次，连续观察 30min。将结果填入表 3-11。

表 3-11　呋塞米的利尿作用实验结果

鼠号	给药后尿量/ml					
	5min	10min	15min	20min	25min	30min
甲						
乙						

五、实验项目

1. 观察呋塞米对小鼠的利尿作用。

2. 掌握利尿药的作用机制、药理作用及临床应用。

六、注意事项

1. 认真仔细练习小鼠灌胃操作。

2. 注意安全，防止被小鼠抓咬伤。

七、难点处理

本实验的难点有：

（1）为了准确测量小鼠的代谢情况，需要对其饮食和水的摄入进行控制。

（2）部分小鼠尿液沾在身体上，造成损耗，可能会影响到实验结果。

八、思考题

简述呋塞米的作用机制、临床应用及不良反应。

实验 3-11　肝素对小鼠的抗凝血作用

一、实验原理

肝素为硫酸化的糖胺聚糖，分子质量为 3～30kDa，其中硫酸根约占 40％，呈强酸性，带大量负电荷。肝素能增强抗凝血酶Ⅲ（AT-Ⅲ）与凝血酶等活化型凝血因子的亲和力，产生体内外抗凝作用，主要灭活Ⅱa 和 Ⅹa，也灭活Ⅸa、Ⅺa、Ⅻa、激肽释放酶和纤溶酶等。

硫酸鱼精蛋白呈碱性，带有大量正电荷，如果给予肝素过量造成出血，则可用硫酸鱼精蛋白中和解救。

二、实验对象

小鼠，雌雄均可，体重 18～22g。

三、实验药品和器材

0.05％肝素溶液，生理盐水，1％硫酸鱼精蛋白，苦味酸，注射器，电子秤，玻片，针头等。

四、实验方法与步骤

1. 实验动物准备

小鼠编号，称重。

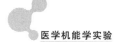

2. 分组：将小鼠分为 3 组，每组 4 只，分别为 A（生理盐水）、B（肝素）和 C（肝素＋硫酸鱼精蛋白）组。

3. 给药

A 组：腹腔注射生理盐水，0.2ml/10 g，10min 后测定凝血时间。

B 组：腹腔注射 0.05％肝素溶液，0.2ml/10g，10min 后测定凝血时间。

C 组：腹腔注射 1％硫酸鱼精蛋白，0.1ml/10g，10min 后腹腔注射 0.05％肝素溶液；0.2ml/10g，10min 后测定凝血时间。

4. 测定凝血时间的方法

（1）眼球后静脉丛取血 2 滴。眼球后静脉丛取血法：左手拇指及示指抓住头颈部皮肤，左手掌尽量将小鼠全身皮肤向左移，慢慢使小鼠右眼球突出，头向下充血。取长约 2cm 的毛细管从内眦间呈 45°进针，直至有抵骨质的感觉，然后毛细管向外拔出 1～2mm 即可有血滴流出。

（2）采出的血滴分别置于洁净的玻片（自来水清洗后用生理盐水润洗，晾干）上，计时。

（3）每隔 30s 用针头（自来水清洗后用生理盐水润洗）自滴血内连续挑起至出现纤维丝为止，计时。另一滴血作为最后挑起纤维丝的对照。

（4）正常小鼠血液的凝血时间为 0.5～2min，如果观察 10min 无凝血可计时为 10min。

5. 实验结果处理

汇总实验结果，填入表 3-12，数据统计分析，得到平均值。

表 3-12　小鼠的凝血时间

组别	鼠号	体重/g	给药体积/ml	t/min
A 组	1			
	2			
	3			
	4			
B 组	5			
	6			
	7			
	8			
C 组	9			
	10			
	11			
	12			

五、实验项目

1. 熟悉抗凝血药的筛选方法。

2. 观察肝素的抗凝作用和硫酸鱼精蛋白的解救效果。

六、注意事项

玻片法挑动血滴时，应横贯血滴直径，连续能挑起纤维丝为凝血时间终点。如果过分挑动，变成纤维血滴则始终不出现纤维丝，所以同时放 2 滴血，作为参照很有必要。

七、难点处理

1.凝血时间可受室温影响，温度过低时凝血时间延长。本实验室温控制在 15～18℃较适宜。

2.每次针挑血滴时不应从各个方向多次挑动，以免影响纤维蛋白形成。

3.所用毛细玻管的内径应该均匀一致。毛细玻管采血后不宜长时间拿在手中，以免体温影响凝血时间。

八、思考题

鱼精蛋白对肝素凝血作用有何影响？分析其原因。

实验 3-12　可待因的镇咳作用

一、实验原理

浓氨水、SO_2 作为化学刺激物，被动物吸入后，可刺激其呼吸道，引起咳嗽。而可待因有镇咳作用。本实验采用浓氨水引咳法，通过给予小鼠可待因，观察该药物的镇咳作用。

二、实验对象

小鼠，雌雄均可，体重 18～22g。

三、实验药品和器材

鼠笼，天平，注射器，棉球，大烧杯锥形瓶，大漏斗，0.5％磷酸可待因，0.9％生理盐水，浓氨水等。

四、实验方法与步骤

（1）取小鼠 2 只，称重标记。观察正常活动及呼吸情况后，甲鼠皮下注射 0.5％磷酸可待因溶液 0.1ml/10g；乙鼠皮下注射 0.9％生理盐水 0.1ml/10g 作对照。

（2）将含 1ml 浓氨水的棉球放入 50ml 锥形瓶内，并将锥形瓶放置在盛有 60℃热水的 250ml 烧杯中，以便氨水易于挥发，将锥形瓶颈放在薄木板中心的圆口孔内，立即用密闭大漏斗盖住。注药 30min 后将小鼠分别放在倒置漏斗下，立即记录时间。观察并记录咳嗽潜伏期，以及 5min 内的咳嗽次数，将结果填入表 3-13。

表 3-13　可待因的镇咳作用实验结果

鼠号	体重/g	药物	咳嗽潜伏期/s	咳嗽次数（5min 内）
甲				
乙				

五、实验项目

1.学习用浓氨水引咳的方法。

2.观察可待因的镇咳作用。

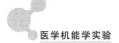

六、注意事项

1.小鼠对氨水刺激引起的咳嗽敏感性差异很大，故需要分别测试。

2.浓氨水用过后必须密闭保存，最好蜡封口，以防挥发而降低浓度，影响实验结果。

3.每只小鼠放入烧杯中时都要换新棉球，而且浓氨水的量要准确。

4.实验时保持室内通风。

七、难点处理

本实验的难点有：

（1）在观察并记录小鼠咳嗽时，最好两个人在不同的角度同时进行观察，并且视线要与小鼠的嘴在同一水平，以免漏记。

（2）小鼠咳嗽时很难听到声音，因此应仔细注意观察，表现为剧烈腹肌收缩并张嘴。

（3）潜伏期指从吸入 NH_3 或 SO_2 开始到出现咳嗽的时间。

八、思考题

阐述可待因的作用机制、应用及不良反应。

第六节　皮质激素和抗炎药物实验

学习目标

【知识目标】掌握糖皮质激素的药物分类；熟悉临床常用的皮质激素制剂及用法；了解盐皮质激素、促皮质激素及皮质激素抑制药的药理作用和临床应用。

【能力目标】应用糖皮质激素类药物药理作用特点，解释其抗炎作用、形成分析解决实际问题的能力。

【素质目标】培养科学态度，养成临床合理用药思维能力，具备实事求是的工作态度。

实验 3-13　糖皮质激素的抗炎作用

一、实验原理

二甲苯涂于小鼠耳部，可致局部组织炎症，释放某些炎症物质，造成耳部急性渗出性炎性水肿。糖皮质激素可明显抑制各种致炎因素引起的炎症，从而改善红、肿、热、痛等症状。通过测定小鼠耳片的重量，观察炎症的发生及糖皮质激素的抗炎作用。

二、实验对象

小鼠，雌雄均可，体重 18～22g。

三、实验药品和器材

二甲苯，0.5％地塞米松溶液，生理盐水，电子天平，打孔器（直径 8mm），剪刀，注射器等。

四、实验方法与步骤

1. 称重与编号

取小鼠 2 只，称重并做好标记。

2. 给药

分别给甲鼠腹腔注射 0.5％地塞米松溶液 0.2ml/10g，乙鼠腹腔注射生理盐水 0.2ml/10g。30min 后，两只小鼠分别于左耳前后两面均匀涂二甲苯 0.1ml，记录时间。另一侧耳作对照。

3. 记录并计算小鼠左耳肿胀情况

致炎 30min 后，将小鼠颈椎脱臼处死，沿耳郭基线剪下左右两耳，用打孔器分别在两耳同一部位打下圆耳片，用电子天平称重并分别记录结果，并计算肿胀程度。

肿胀程度＝（左耳片重量－右耳片重量）/右耳片重量×100％

4. 结果分析

将实验结果填入表 3-14 进行比较分析。

表 3-14　糖皮质激素的抗炎作用实验结果

鼠号	给药	左耳片重量/mg	右耳片重量/mg	肿胀程度/%
甲	地塞米松			
乙	生理盐水			

五、实验项目

1. 观察糖皮质激素对二甲苯所致小鼠耳部水肿及毛细血管渗透的影响，并联系其临床用途。
2. 掌握糖皮质激素的抗炎作用机制及作用特点。

六、注意事项

1. 二甲苯滴加量应尽量一致。
2. 二甲苯有强的挥发性，涂完之后应置于密闭容器中。

七、难点处理

本实验的难点有：

（1）腹腔注射在小鼠下腹部，切勿进针过深损伤内脏，否则内脏出血易致小鼠死亡，影响实验进行。

（2）所取小鼠耳片应与涂二甲苯的部位一致。

八、思考题

阐述糖皮质激素的抗炎机制及临床用药时的注意事项。

实验 3-14　硫酸链霉素的急性中毒及其解救

一、实验原理

链霉素为氨基苷类药物，在大剂量静脉滴注或腹腔注射时，其与血液中的 Ca^{2+} 络合，

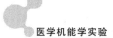

体内游离的 Ca^{2+} 浓度下降，抑制了 Ca^{2+} 参与的乙酰胆碱（ACh）的释放，主要表现为四肢肌肉松弛，严重者还会出现呼吸肌麻痹，出现呼吸困难导致死亡，而钙剂可以解救链霉素的急性中毒。

二、实验对象

小鼠，雌雄均可，体重 18～22g。

三、实验药品和器材

磅秤，剪刀，注射器和酒精棉球，7.5％硫酸链霉素溶液，5％氯化钙注射液等。

四、实验方法与步骤

取小鼠 2 只，分别称体重，观察甲乙鼠在给药前的生命活动及肌张力情况。然后每只鼠腹腔注射 7.5％硫酸链霉素 0.1ml/10g，注意一定要缓慢注入并观察小鼠的生命活动情况。待小鼠中毒症状出现后，立即腹腔注射 5％氯化钙溶液 0.1ml/10g，进行抢救，注意观察甲鼠生命活动有何变化，乙鼠不注射氯化钙解救作对照，有何变化？并将结果填入表 3-15 中。

表 3-15　硫酸链霉素的急性中毒及其解救实验结果

鼠号	体重	活动情况	药物及剂量	中毒表现	抢救药物	解救效果
甲						
乙						

五、实验项目

1. 观察小鼠硫酸链霉素的急性中毒症状，了解其解救方法。
2. 分析硫酸链霉素急性中毒机制。

六、注意事项

1. 注射硫酸链霉素时不宜过快，出现中毒症状时立即停止给药。
2. 注射硫酸链霉素前氯化钙注射液同时准备好，抢救操作要迅速。

七、难点处理

本实验的难点有：

（1）小鼠链霉素腹腔注射后，一旦出现明显中毒症状应立即抢救，否则引起动物死亡。

（2）氯化钙注射液以静脉注射对抗效果好，应缓慢静脉注射，避免导致高钙惊厥。如静脉注射有困难，可肌内注射或腹腔注射，但往往需要重复给药。

八、思考题

1. 链霉素中毒有哪些表现？如何抢救？
2. 为什么氯化钙能抢救链霉素过量引起的中毒？

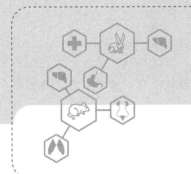

第四章　病理生理学实验

第一节　水、电解质平衡紊乱

学习目标

　　【知识目标】掌握正常情况下水、电解质平衡调节过程，肺水肿和高钾血症模型复制方法；熟悉肺水肿和高钾血症的诊断和检测方法、正常呼吸音和肺水肿呼吸音；了解肺系数计算方法和钾离子浓度检测方法。

　　【能力目标】应用病理生理学相关理论知识，采用科学系统的方法对高钾血症、肺水肿等问题进行研究，包括设计实验、分析与解释数据，并通过信息综合得到合理有效的结论，能够解释实验涉及的病症表现及其发生机制，形成发现问题并分析解决问题的习惯。

　　【素质目标】培养学良好的创新意识，综合应用基本知识和相关技能及自主设计的能力，培养团队协助意识，养成严谨、实事求是的科学态度，具备医学人文关怀和素养。

实验 4-1　家兔实验性肺水肿

一、实验原理

　　肺水肿是指肺血管内液体渗入肺间质和肺泡，使肺血管外液量增多的病理状态。本实验用生理盐水扩充血容量，通过静脉注射大剂量肾上腺素复制家兔肺水肿模型。肾上腺素可引起交感活性加强，导致体循环外周阻力增高，大量血液从体循环转移到肺循环，而左心未能及时适应，引起肺毛细血管静水压明显上升，肺血管内液体渗入肺间质和肺泡，发生肺水肿。快速滴注生理盐水，使循环血容量急剧增高（静脉回心血量增加，血浆胶体渗透压降低）；大剂量地给予肾上腺素，一方面可激活肾上腺素 α 受体，使体循环血管剧烈收缩（动脉外周阻力增大，静脉回心血量增多）导致心脏前后负荷明显增加，而肺血管反应轻收缩弱，肺淤血水肿；另一方面，中毒剂量的肾上腺素使心动速度加快，左心室不能把注入的血液充分排出，左心室舒张期末压力递增，可引起左心房的压力增高，亦使肺静脉回流受阻发生淤血。随着快速输液，右心输出量加大，肺血流量增加，一旦超过血浆胶体渗透压，进入肺组织肺泡液体增多，则引起急性心源性肺水肿。

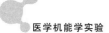

二、实验对象

健康成年家兔，雌雄不限。

三、实验药品和器材

生理盐水，20％乌拉坦，0.1％肾上腺素，肝素，兔手术器械一套，兔手术台，静脉输液装置一套，电子秤，听诊器，线，滤纸等。

四、实验方法与步骤

1. 实验分组

设正常对照组、肺水肿组，每组 1 只家兔。

2. 称重、麻醉、固定

取家兔称重并记录，沿耳缘静脉推注 20％乌拉坦 5ml/kg 进行麻醉后，将家兔固定在兔手术台上。

3. 气管插管

剪掉家兔颈部的被毛，颈前正中切开皮肤，钝性分离皮下组织直至暴露气管。分离气管，穿线备用，用手术剪将甲状腺下 1～2cm 位置的气管软骨进行环剪，切口形状为倒"T"形，沿近心端方向插入气管，插入后为了防止插管脱离，要用粗线扎紧打结，打结位置在插管的侧管上。插管与呼吸换能器相连于生物机能实验系统，记录呼吸信号。

4. 复制急性肺水肿模型

先记录各组动物正常呼吸曲线，并用听诊器听肺部的正常呼吸音。随后耳缘静脉输入生理盐水，输入量 100ml/kg，输入速度 180～200 滴/min。滴注接近完毕（余 20ml）时，立即向输液瓶中加入肾上腺素-生理盐水（1：9）10ml/kg（0.5mg/ml，0.1％肾上腺素）继续输液。观察家兔口唇颜色，用听诊器听诊肺部是否出现湿性啰音。急性肺水肿发生时（有粉红色泡沫样液体溢出时），立即夹住气管停止输液，快速处死家兔。

5. 测定肺系数

打开家兔胸腔，支气管分叉处用线结扎，防止水肿液溢出。在结扎处上方切断气管，将肺清理出（把心脏等清除），置于滤纸上，切勿挤压，准确称肺重量，并计算肺系数。

$$肺系数=肺重量(g)/体重(kg)$$

正常肺系数为 4～5，肺系数超过此值，提示肺内有渗出物聚集，肺水肿形成。

五、实验项目

1. 复制急性肺水肿模型。
2. 观察急性肺水肿时呼吸频率的变化。
3. 观察两组家兔肺系数及颜色改变，将上述结果填入表 4-1。

表 4-1　家兔急性肺水肿指标测定

组别	呼吸频率/(次/min)	肺颜色	肺系数
正常组			
水肿组			

六、注意事项

1.保持室内安静，以免影响听诊呼吸音。

2.开胸手术时注意避免剪破心脏引起大出血从而影响手术视野。

七、难点处理

本实验的难点有：

（1）因个体差异，各项指标变化可能变化不显著，不易于比较。

实验操作如下：设置正常对照组，可清晰地观察到正常对照组家兔双肺呈粉红色，表面光滑，未见出血淤血，切面未见溢出粉红色液体。肾上腺素组家兔有大量粉红色泡沫样液体自气管内涌出，双肺明显增大，大片状淤血及出血，切开见大量粉红色泡沫样液体流出。看到正常与异常肺组织后，应从感性和理性两个角度理解肺水肿，加深对医学知识的理解。

（2）肺组织标本重量计算误差较大。

实验操作如下：从胸骨柄向剑突方向剪开胸腔，由于胸骨柄下面有无名动脉和体动脉弓等血管，剪开时极易造成大量出血，致使胸腔内积聚大量血液，模糊视野影响肺门的寻找，并且使肺组织表面粘有大量血迹，影响肺系数值的计算和肺表面颜色的观察。因此，可尝试从剑突向胸骨柄方向剪开胸腔，避免出血，易于找到肺门。剪开胸腔后，由于肺门处位置比较深，用粗丝线结扎气管比较困难，所以可直接用止血钳夹住气管代替粗丝线结扎，这样的操作简单方便很多。

八、思考题

1.阐述本实验复制肺水肿的机制。

2.为什么急性肺水肿会出现粉红色泡沫样液体？

3.若实验过程中各项指标变化不显著，该如何处理？

实验 4-2　家兔高钾血症

一、实验原理

血清钾高于 $5.5mmol/L$ 为高钾血症（正常值 $3.5\sim5.5mmol/L$）。血钾浓度升高可对心肌细胞产生毒性作用，干扰正常心肌细胞的电生理活动，使有效不应期缩短，传导性、自律性、收缩性降低，引发多种心律失常，严重时引起心室纤颤和心搏骤停。本实验通过静脉输注氯化钾，使血钾浓度短时间内快速升高造成急性高钾血症，诱发心律失常，观察高钾血症对心脏的毒性作用，然后再给予葡萄糖酸钙进行救治。

二、实验对象

健康成年家兔，雌雄不限。

三、实验药品和器材

20％乌拉坦，2％、10％氯化钾，10％氯化钙溶液，1％肝素钠，兔手术台，手术器械一套，10ml 玻璃试管 4 支，20ml、10ml、5ml 注射器，10ml、5ml、50μl 移液器，头皮静

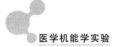

脉注射针，输液装置一套，动脉插管 2 根，火焰光度计，BL-420N 生物信号采集系统，针形心电引导电极等。

四、实验方法与步骤

1. 称重、麻醉和固定

家兔称重后，取 20％乌拉坦溶液 5ml/kg 从耳缘静脉缓慢注入（注射器可连接三通开关以备静脉滴注氯化钾溶液）。待麻醉后仰卧位固定。

2. 气管、颈动脉插管

颈部剪毛，颈前正中垂直切口，分离出一侧颈总动脉，做气管插管及颈动脉插管，分别结扎固定。

3. 采血并制备血清

由颈动脉插管放血约 1ml 至离心管中，编号，静置片刻使其凝固（天冷可置于 37℃水浴或恒温箱中促其凝固），待离心制备血清。

4. 换动脉插管

用新的充满肝素钠的动脉导管换下原动脉插管并再次结扎固定（此步骤可采用肝素钠将原导管内少量血液回推替代换动脉插管）。

5. 仪器连接

将针形心电引导电极与生物信号采集系统相连。

6. 心电图描记

将针形心电引导电极分别插入四肢踝部皮下（避免刺入肌肉内，电极刺入部位要对称，导线避免交错），导联线按左前肢（黄）、右前肢（红）、左后肢（绿）、右后肢（黑）的顺序连接。电极另一端连接生物信号采集处理系统。运行实验软件，描记实验前的心电图波形存盘，待实验结束后打印分析。

7. 复制高钾血症模型

（1）滴注氯化钾溶液　用 2％氯化钾溶液从耳缘静脉滴注，滴速控制在 15～20 滴/min。同时在另一侧耳缘静脉插入注射针头随时准备推注葡萄糖酸钙溶液。在滴注氯化钾的过程中，密切观察家兔呼吸运动及心电图的变化，当心电图出现 P 波低平增宽、QRS 波群压低变宽和 T 波高尖时，描记存盘，并采集第二次血标本，静置待其凝固后离心。按实验方法与步骤 4 方法处理颈动脉插管。

（2）严重心律失常及其抢救　心电图出现室扑或室颤时，立即停止滴注氯化钾溶液，改为 10％氯化钙溶液静脉推注（2ml/kg）。如室扑或室颤消失，恢复窦性心律，则表明抢救成功。采集第三次血标本，静置待其凝固后离心。如果短时间内无法快速输入抢救的药物，则救治效果不佳。

（3）致死作用观察　开胸见心包及搏动的心脏。看到心脏搏动后，迅速静脉推注 10％氯化钾溶液（约 8ml/kg），观察心搏变化直至停搏（看清心脏停止在收缩期还是舒张期）。用注射器从心脏抽血，取第四次血标本，如血液不凝固，则直接离心取上清（血浆）。

五、实验项目

1. 呼吸运动的观察

通过胸廓运动观察呼吸频率和幅度。

2. 心电图观察和记录

描记正常和高钾血症不同阶段的心电图变化，注意观察 P 波、QRS 波群和 T 波的改变以及室扑和室颤的出现。

3. 血清钾浓度测定

将含有所取血样的 4 支离心管平衡，3000r/min，10min 离心。各取上层血清 50μl，加入含 4.95ml 蒸馏水的玻璃试管中（稀释 100 倍），充分混匀（可用振荡器），用火焰光度计检测血清钾浓度（mmol/L）。

4. 10％的葡萄糖酸钙抢救

观察心电、呼吸及血钾，将结果填入表 4-2，评价治疗效果。

表 4-2　家兔高钾血症指标记录

类型	注射时间	2％KCl	10％氯化钙	呼吸频率、幅度	心电图特点	血清钾浓度/(mmol/L)
注射前						
注入 2％KCl						
严重心律失常及其抢救						
10％KCl 致死作用观察						

六、注意事项

1. 注意静脉滴注氯化钾溶液的速度，防止滴速过快，导致动物死亡。

2. 保持动脉、静脉导管的通畅，确保各种液体能及时、准确地输入。

3. 滴注氯化钾时可先用生理盐水进行静脉预注射，以确认静脉通路通畅，并调节好滴速，再换氯化钾滴注。

4. 针形电极插入部位要对称，并且注意插在皮下，切勿插入肌肉中。在描记存储心电图曲线的过程中，注意及时标记所做的各种处理。

5. 凝固的血液不可放置过久（尤其在温度较高的环境），血液凝固后可置于较冷的环境中备用。

七、难点处理

本实验的难点为动物对氯化钾的耐受性有个体差异，故在滴注过程中应密切观察动物心电图改变，当出现严重心律失常时立刻终止滴注。

解决办法如下：

（1）心电干扰波的处理。实验前要接好心电转换盒的地线；针形电极刺入部位要对称，位于皮下；安置导线时，避免纵横交错；实验台上的液体要及时清除。

（2）由于动物的个体差异，有时 T 波会融合在 S-T 段中而不出现正向波。此时要通过更换导联方式，如改用头胸导联、肢体标 II 导联或 aVF 导联，务求在正常时描记出正向 T 波，否则很难观察到典型的高尖 T 波，需要更换动物。

八、思考题

1. 高钾血症对心脏的毒性作用是什么？

2. 本实验中可观察到哪些心电图改变？发生机制是什么？

3. 氯化钙抢救高钾血症的理论根据是什么？还有其他的抢救方法吗？理论依据是什么？

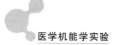

4.哪些因素可能影响本实验结果？

第二节　酸碱平衡和酸碱平衡紊乱

学习目标

【知识目标】掌握代谢性酸中毒模型的复制方法，代谢性酸中毒影响家兔心血管的主要指标及其测定方法；熟悉酸碱平衡常用指标；了解临床判断酸碱失衡的方法。

【能力目标】应用酸碱失衡的常用指标，解释酸碱失衡时病理生理学变化的机制，能够基于病理生理学专业知识，对实验项目的科学性、合理性进行分析，能够分析和解决实际病例存在的问题。

【素质目标】通过本实验项目培养学生严谨求实的科学态度及团队协作意识。

实验 4-3　代谢性酸中毒对家兔心血管活动的影响

一、实验原理

体内酸碱超负荷或严重不足可导致体液内环境酸碱度稳定性破坏，随即机体动员代偿调节机制，呼吸、血压、心率指标会随之发生改变。

二、实验对象

健康成年家兔，雌雄不限。

三、实验药品和器材

手术器械一套，静脉输液装置，BL-420N 生物信息采集系统，气管插管，动脉插管，肝素钠，3％乳酸，25％磷酸二氢钠，乌拉坦，棉签，注射器等。

四、实验方法与步骤

具体实验方法及步骤如下：
（1）称重、麻醉、固定、备皮。
（2）分离一侧颈总动脉和气管。
（3）耳缘静脉注射肝素 1.5ml/kg，用生理盐水进行插管排气，生物信息采集系统调零。
（4）气管插管、颈总动脉插管。
（5）观察动脉血压（BP）、呼吸（HR）、心率（R）、角膜反射。
（6）耳缘静脉注射 3％乳酸 1.5ml/kg，等待 5min。
（7）观察 BP、HR、R、角膜反射。
（8）耳缘静脉注射 25％磷酸二氢钠 5ml/kg。
（9）观察 BP、HR、R、角膜反射。
（10）空气栓塞处死动物。

五、实验项目

1.复制代谢性酸中毒模型。

2. 观察动物心率（HR）、呼吸（R）、动脉血压（BP），角膜反射的变化及对酸中毒的适应代偿能力，并将结果填入表 4-3。

表 4-3　代谢性酸中毒对家兔心血管活动

观察阶段	动脉血压	心率	呼吸频率	角膜反射
正常				
3％乳酸				
25％磷酸二氢钠早期				
25％磷酸二氢钠中期				
25％磷酸二氢钠晚期				

六、注意事项

1. 注射乌拉坦的速度要慢，如过快易导致动物死亡。

2. 阻断颈总动脉血流后，要及时插入颈总动脉插管以防阻断血流时间过久，造成血管内形成血栓影响血压记录。

七、难点处理

本实验难点在于动脉插管。其操作要点为在结扎于颈总动脉远心端时，要确保结扎很紧，动脉夹与结扎线之间至少 2cm 的距离；在切开颈总动脉时，颈总动脉下方要用左手示指或小指（也可用手术刀刀柄或镊子的柄部）托起，切口长度约为颈总动脉直径的 1/3，插管时，若动脉插管难以进入动脉管腔，可用玻璃分针经切口插入血管内轻轻挑起血管后再行插管；插管过程中应使插管楔面向上，并尽量与血管保持平行，避免插管尖端戳破动脉。

详见第一章医学机能学实验基础知识第四节实验动物中"七、实验动物常用的手术操作技术"中颈总动脉插管及其注意事项。

八、思考题

1. 为什么在酸中毒模型要观察其角膜反射、BP、R、HR？

2. 酸中毒后角膜反射减弱的原因是什么？

3. 轻度酸中毒（注射乳酸后）、重度酸中毒（注射磷酸二氢钠后）的心血管系统不同变化的原因是什么？

第三节　缺氧

学习目标

【知识目标】掌握不同类型的缺氧模型复制方法，缺氧的测定指标及其方法，CO 中毒性缺氧的诊断及治疗；熟悉各类缺氧模型的症状和体征；了解缺氧的治疗原则。

【能力目标】能够掌握并应用不同的模拟缺氧原理和方法，应用缺氧的相关理论知识解释缺氧发生的机制，掌握不同类型的缺氧对应的治疗方法。

【素质目标】通过本实验项目，在模拟缺氧方面培养学生的创新精神，养成严谨的科学态度，具备综合应用基本知识和相关技能及自主设计的能力。

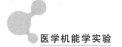

实验 4-4　小鼠实验性缺氧

一、实验原理

O_2 是机体维持正常的生理活动所不可缺少的重要物质，它在血液中主要以 HbO_2 的形式存在和运输。呼吸环境中氧的缺乏和氧利用结合的受阻都可使机体产生明显的生理反应。本实验是通过不同的方法给机体制造出不同类型的缺氧条件（如低张性缺氧，CO 中毒性缺氧，亚硝酸钠中毒性缺氧），观察其对机体所造成的影响和各自的特点，并利用化学药品观察机体在不同机能状态下对同一缺氧条件的耐受性。对于缺氧发病的研究和治疗有一定的临床意义。

二、实验对象

小鼠。

三、实验药品和器材

钠石灰，甲酸，浓硫酸，5％亚硝酸钠，0.1％氰化钾，10％硫代硫酸钠，1％亚甲蓝，CO 发生装置，带盖试剂瓶，广口瓶，1ml 注射器，剪刀，手术刀，吸管，镊子，酒精灯，电子秤等。

四、实验方法与步骤

1. 低张性缺氧

（1）称取 5g 钠石灰置于带盖试剂瓶中。

（2）取一只小鼠放入试剂瓶中，观察并记录小鼠的一般活动情况，呼吸频率和口唇颜色。

（3）盖紧盖子，开始计时，观察小鼠行为变化，记录上述指标，直至动物死亡，记录存活时间。

（4）解剖动物尸体，观察肝脏和血液颜色。

2. CO 中毒性缺氧

（1）将装有小鼠的广口瓶与 CO 发生装置连接（如图 4-1）。

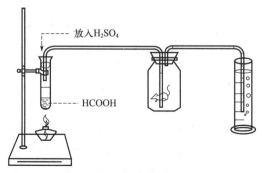

放入H_2SO_4

HCOOH

图 4-1　CO 中毒性缺氧发生装置

（2）用吸管吸取甲酸 3ml 放入试管后，再沿管壁缓慢加入 2ml 浓 H_2SO_4，立即塞紧瓶塞，观察小鼠行为变化，记录上述指标变化，直至死亡，记录存活时间。

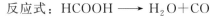

反应式：$HCOOH \longrightarrow H_2O + CO$

（3）解剖动物尸体，观察肝脏和血液颜色。

3. 亚硝酸钠中毒性缺氧

（1）取小鼠 2 只，腹腔注射 5% 亚硝酸钠 0.3ml，其中 1 只注射完之后立即腹腔注射 1% 亚甲蓝溶液 0.3ml，另一只小鼠注射 0.3ml 生理盐水作为对照。

（2）观察小鼠行为活动变化，记录小鼠呼吸频率，直至死亡，记录存活时间。

（3）解剖小鼠尸体，观察肝脏和血液颜色。

4. 氰化物中毒性缺氧

（1）分别向两只小鼠腹腔注射 0.1% 氰化钾 0.2ml，计时并观察小鼠的行为活动、呼吸频率和口唇颜色。

（2）等待小鼠出现四肢瘫软时，立即向其中一只腹腔注射 10% 硫代硫酸钠 0.4ml，另一只注入等体积的生理盐水进行对照，再次观察小鼠的行为活动、呼吸频率和口唇颜色，直至有小鼠死亡。

（3）解剖小鼠尸体，观察肝脏和血液颜色。

5. 与对照正常小鼠进行比较

处死一只正常小鼠取其肝脏作为对照，将四种不同处理的小鼠肝脏和正常小鼠肝脏置于白色滤纸上，并做好标记，观察比较各组小鼠肝脏、血液颜色。

五、实验项目

1. 观察低张性缺氧小鼠肝脏和血液颜色变化（表 4-4）。
2. 观察 CO 中毒性缺氧小鼠肝脏和血液颜色变化（表 4-4）。
3. 观察亚硝酸钠中毒性缺氧小鼠肝脏和血液颜色变化（表 4-4）。
4. 观察氰化物中毒性缺氧小鼠肝脏和血液颜色变化（表 4-4）。

表 4-4　小鼠实验性缺氧指标记录

类型	呼吸频率	死亡时间	肝脏颜色
正常组			
钠石灰			
CO 中毒			
亚硝酸钠			
亚硝酸钠＋亚甲蓝			
氰化钾			
氰化钾＋硫代硫酸钠			

六、注意事项

1. CO 中毒实验应注意先加甲酸再加浓硫酸。
2. 进行亚硝酸钠和氰化钾中毒实验时，要事先准备好抢救药品，以便及时解毒。
3. 氰化物有剧毒，勿沾染皮肤、黏膜，尤其是有破损处。

七、难点处理

本实验难点在于小白鼠腹腔注射。其操作要点如下：①腹腔注射时右手持注射器，左

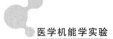

手的小指和环指抓住小鼠的尾巴，另外三个手指抓住小鼠的颈部，使小鼠的头部向下。这样腹腔中的器官就会自然倒向胸部，防止注射器刺入时损伤大肠、小肠等器官。进针的动作要轻柔，防止刺伤腹部器官。②为防止在下腹中间注射时伤到膀胱，最好是从下腹部左侧或右侧注射。注射时针朝头方向刺入皮肤，针头到达皮下后，沿皮下向前推进 3～5mm，然后使注射器针头及皮肤呈 45°刺入腹膜。针头刺入腹膜后感抵抗力消失，此时在保持针头不动的状态下回抽针栓，如无回血或尿液，则可推入药液。注射完药物后，缓缓拔出针头，并轻微旋转针头，防止漏液。③针头及腹腔的角度不宜太小，否则易进入皮下，为了避免刺破内脏，穿刺部位不宜太深或太靠近上腹部，常用注射量为 0.5ml，不宜超过 1.0ml。

八、思考题

1. 根据实验结果，讨论各组小鼠肝脏和血液颜色变化的发生机制。
2. 实验过程中为何选用 HCOOH？
3. 实验性缺氧与氰化钾的关系是什么？

第四节　应激

学习目标

【知识目标】掌握应激性溃疡动物模型的复制方法，大鼠应激性溃疡的检测指标；熟悉应激反应的发病机制；了解应激性溃疡胃黏膜的变化特点。

【能力目标】掌握应激的基本知识和基本技能，能够诊断和治疗的不同应激反应对人体造成的病症，分析和解决实际问题。

【素质目标】应用应激的相关理论解释长期各种理化因素，社会心理负荷过重导致三高的机制以及临床表现，并思考采取什么措施防止胃溃疡的发生。通过本实验项目培养学生的创新精神，养成学生严谨的科学态度，具备团队协作意识。

实验 4-5　大鼠应激性溃疡

一、实验原理

应激性溃疡被称为糜烂或出血性胃炎、急性胃十二指肠溃疡等，可以定义为胃黏膜多发急性的浅表糜烂。其具体发生机制仍不明确，倾向于认为是由于机体防御因子（胃黏膜黏液、PGE_2 等）和攻击因子（胃酸、致炎因子等）失衡所致。本实验采用束缚-水浸方法制作应激性胃溃疡模型，观察应激状态下胃黏膜的变化。束缚-水浸方法会快速对大鼠造成伤害，使其体温下降，胃肠功能紊乱，胃酸分泌增加，导致急性胃黏膜损伤。

二、实验对象

雄性大鼠 4 只，体重 160～200g。

三、实验药品和器材

4％多聚甲醛 100ml，10％水合氯醛，鼠笼 2 只，普通电子秤，大鼠固定板，手术器械一套，10ml 注射器 1 支，直尺，恒温水浴箱等。

四、实验方法与步骤

（1）取大鼠 1 只称重，禁食不禁水 24h，先用 10％水合氯醛腹腔注射麻醉大鼠后将其捆缚于固定板上（见图 4-2），然后固定于鼠笼中。

（2）待大鼠完全清醒后，将鼠笼直立浸于 20℃的恒温水浴箱中，10h 后取出，水浴箱水面维持在大鼠胸骨剑突处。

（3）标本采集：取出大鼠，于 10％水合氯醛麻醉下，打开大鼠腹腔，结扎幽门，从食管向胃内注射 10％甲醛溶液 10ml，结扎贲门，小心分离胃组织周围，取出整个鼠胃，浸泡于 4％多聚甲醛溶液 30min 后，沿着大弯部剪开，去除胃内容物，把胃黏膜洗净后展平于平板上，检查各组大鼠胃组织大体形态的变化（肉眼观察），做好记录填写于在表 4-5。

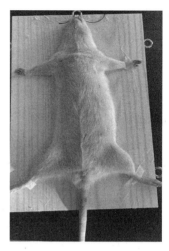

图 4-2　大鼠固定

表 4-5　大鼠应激性溃疡实验结果记录

分组	体重	剖检变化	溃疡指数
正常大鼠			
应激大鼠			

（4）溃疡指数判定：胃黏膜损伤程度采用 Guth 计数法，用溃疡指数（ulcer index，UI）表示，即依照黏膜损伤的长径（d）计算：$d \leq 1mm$ 为 1 分，$1mm < d < 2mm$ 为 2 分，依次类推；损伤宽度 $> 2mm$ 者，分数加倍。累计分数即为溃疡指数。

（5）正常对照鼠断颈处死后作对照观察。

五、实验项目

1. 检查各组大鼠胃组织大体形态的变化。
2. 判定各组大鼠胃溃疡指数。

六、注意事项

1. 造模时的水温对溃疡严重程度会有影响，因此水温要保持恒定。
2. 大鼠在禁食期间，要注意及时清理粪便。

七、难点处理

本实验的难点有：

（1）恒温的维持。实验时可提前打开恒温水浴锅，设置温度 20℃，待温度稳定在 20℃后，将大鼠放入其中，要密切观察大鼠的状态并注意控制体温，如发现呼吸异常，可用镊子将大鼠舌体牵向口角一侧，防止舌根阻塞呼吸道窒息而死，必要时，可以取出进行人工胸外按压。

（2）胃中有部分残留食物，影响福尔马林对胃的固定及溃疡面积的测定。因此应将动物严格禁食。

八、思考题

1. 造模时，为什么水温会影响溃疡严重程度？

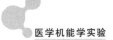

2. 应激性溃疡的发生机制是什么？

3. 阐述机体防御因子的基本原理。

第五节　缺血再灌注损伤

学习目标

【知识目标】掌握家兔肠缺血再灌注损伤模型和在体大鼠心肌缺血再灌注损伤模型的建立方法；熟悉肠/心肌缺血再灌注损伤的发病机制；了解肠/心肌缺血再灌注损伤的指标变化。

【能力目标】应用相关理论知识，解释肠/心肌缺血再灌注损伤的发病机制，并思考肠/心肌缺血再灌注损伤的健康指导和治疗。

【素质目标】培养学生学会分析问题、解决问题的能力，养成关心、关爱实验动物的医学人文精神，具备扎实的专业素质；培养学生正确的世界观、人文社会科学素养、社会责任感，能够在实践中理解并遵守职业道德和规范，履行责任。

实验 4-6　家兔肠缺血再灌注损伤

一、实验原理

缺血的组织、器官经恢复血液灌注后不但不能使其功能和结构恢复，反而加重其功能障碍和结构损伤的现象称为缺血再灌注损伤。缺血再灌注损伤的发生机制与活性氧产生增多、细胞内钙超载、中性粒细胞活化和高能磷酸化合物生成障碍等因素有关。本实验通过结扎家兔肠系膜上动脉阻断血流，继而恢复其血液供应来复制肠缺血再灌注损伤的动物模型。肠缺血再灌注损伤时，其特征为黏膜损伤和屏障功能障碍，病理变化显示广泛的黏膜上皮与绒毛分离，上皮坏死，大量中性粒细胞浸润，固有层破损，出血及溃疡形成。

二、实验对象

健康成年家兔，雌雄不限。

三、实验药品和器材

0.3％肝素钠，1％普鲁卡因，生理盐水，手术器械一套，兔手术台，生物信息采集系统，动脉导管，动脉夹，100ml烧杯，纱布，电子秤等。

四、实验方法与步骤

（1）实验分组：持续缺血组（持续结扎 2h）；缺血再灌注组（结扎 1h＋松开 1h）。

（2）家兔称重，固定，颈部和腹部备皮。

（3）用1％普鲁卡因局部麻醉，颈前正中切口，分离一侧颈总动脉，穿线备用；分离气管做气管插管。

（4）腹部正中用1％普鲁卡因浸润性局部麻醉。打开腹腔，用生理盐水浸湿的纱布将内脏轻轻扒向前方，暴露出脊柱和腹膜后组织，将从腹主动脉略低于右肾门处发出的肠系膜上动脉分离出来，穿线备用。

（5）行颈总动脉插管，并与压力换能器相连，以记录平均动脉压（MAP）并观察形态学变化及腹腔渗出情况。

（6）记录各项指标之后，沿动脉行走方向在肠系膜上动脉上面放置一长 2～3cm 的橡胶管，用棉线将其与肠系膜上动脉同结扎，结扎要牢固，完全阻断肠系膜上脉的血流。记录结扎后 0min、5min、15min、30min 和 60min 时的各项指标。

（7）缺血再灌注组家兔在缺血 60min 时用剪刀剪断结扎橡胶管上的棉线，移开橡胶管，用手在肠系膜上动脉远心端触摸，感觉有动脉搏动时，说明小肠血流恢复，也可观察小肠颜色变化来判断小肠血流恢复情况。记录松开结扎后 0min、5min、15min、30min 和 60min 时的各项指标。持续缺血组则不松开棉线，记录各项指标于表 4-6 中。

表 4-6　实验情况记录

分组	平均动脉压	形态学变化	是否渗出
正常组			
缺血再灌注组			

五、实验项目

1.复制肠缺血再灌注损伤实验动物模型。

2.观察肠缺血再灌注损伤时小肠形态学变化（淤血、点状出血、水肿）。

3.观察平均动脉压（MAP）。

4.观察腹腔渗出情况。

六、注意事项

1.剪开腹膜时，如动物仍有疼痛反应，可用少量 1‰普鲁卡因做腹膜浸润麻醉。

2.移动内脏时动作要轻柔，不要人为过度牵拉肠管，以免引起低血压而影响实验结果。

3.分离肠膜上动脉时要小心细致，不要使用锐利器械，以免损伤大血管，造成大出血。

4.每次观察完肠壁颜色、水肿、出血点和肠腔渗出情况后，要用生理盐水湿润的纱布覆盖小肠，以防肠壁干燥而影响各项指标的观察。

七、难点处理

本实验的难点为分离肠系膜上脉。具体操作如下：①腹部正中切口。腹正中线自剑突下 1.5cm 起向下做 5cm 切口。②寻找肠系膜上动脉。将家兔腹腔内脏左移，找到齐右肾门对侧垂，直向腹主动脉分出的肠系膜上动脉，穿双线备用。肠系膜上动脉夹闭要彻底，缺血再灌注组结扎时注意垫橡皮管，恢复血流灌流要完全。

八、思考题

1.影响肠缺血再灌注损伤发生的因素有哪些？

2.临床上哪些情况会发生肠缺血再灌注损伤？

3.肠缺血再灌注损伤防治原则有哪些？

实验 4-7　大鼠心肌缺血再灌注损伤

一、实验原理

心肌缺血后再灌注损伤指冠状动脉部分或完全急性阻塞后，在一定时间又重新获得疏

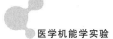

通时，缺血心肌虽然得以恢复正常灌注，但其组织损伤反而呈进行性加重的病理过程。氧自由基是心肌细胞呼吸过程中生成的副产物，包括超氧离子、羟自由基和过氧化氢等。氧自由基可引起脂质的过氧化，降低细胞膜流动性，增加细胞膜通透性，损伤离子泵，引起细胞能量和离子稳态异常，最终导致肌细胞损伤甚至死亡。正常情况下，有机体存在的超氧化物歧化酶（SOD）、谷胱甘肽过氧化物酶（GSH-Px）等内源性抗氧化防御系统，可将氧自由基及时清除，维持正常的功能。在缺氧情况下，氧自由基明显下降而生成的潜能增强，当再恢复供氧时，氧自由基增加超过了抗防御系统的清除能力，导致肌细胞损伤甚至死亡。本实验项目在大鼠开胸结扎冠状动脉前降支 30min 后，松扎再灌注 60min 造成心肌缺血再灌注模型，以心电图监测心律失常情况，以及 ST 段在不同再灌注时间的变化，并测定心肌组织 SOD、GSH-Px 及丙二醛（MDA）、Ca^{2+} 的含量变化。

二、实验对象

大鼠若干只，雄雌各半 220～240g。

三、实验药品和器材

20％乌拉坦，生理盐水，MDA、SOD 及 GSH-Px 测定试剂盒，钙标准溶液，心电图机，呼吸机，组织匀浆器，原子吸收分光光度计，手术台及手术器械，橡皮管和线等。

四、实验方法与步骤

1. 动物分组

将选好的大鼠随机分为对照组、模型组，每组 10 只。

2. 心肌缺血再灌注模型的制备

给各组大鼠胸腔注射 20％乌拉坦 1g/kg 进行麻醉，分离气管并做气管插管，同时监测大鼠的体表心电图。随后打开大鼠的胸腔，实施冠状动脉左前降支结扎，之后测量记录大鼠的体表心电图，并立即进行人工呼吸机正压呼吸（频率 54 次/min，流量每 100g 体重 2ml）。

3. 心律失常率及 ST 波段变化测定

通过心电图机，记录再灌注 30min 内心律失常出现的时间、持续时间，并记录 15min、30min、60min 的 ST 段时间变化。

4. 心肌组织匀浆的制备

再灌注 60min 后，各组立即取出心脏，用冰冷生理盐水冲洗、吸干称重后以生理盐水为介质，用组织匀浆器匀浆组织备用。

5. 心肌组织生化指标测定

SOD、GSH-Px 活力及 MDA 含量均按试剂盒方法测定计算，并记录于表 4-7 中。

表 4-7　心肌缺血再灌注损伤指标测定记录表

类型	心率	ST 段抬高幅度	SOD	GSH-Px	MDA
对照组					
模型组					

五、实验项目

1. 观察缺血再灌注操作后 15min、30min、60min 心率（HR），心律失常出现的时间，持续时间及室性心动过速（VT），心室颤动（VF）的发生率，并记录 15min、30min、60min 的 ST 段时间变化，并填入表 4-7。

2.测定心肌组织氧化应激相关指标，根据试剂盒说明书进行操作。

六、注意事项

1.冠状动脉结扎部位要准确，结扎松紧度要适宜。

2.严格控制心肌缺血时间。

七、难点处理

本实验的难点为结扎冠状动脉左前降支。实验中应准确识别左心耳、肺动脉圆锥、左右室间沟和心尖四个结构确定结扎位置。前降支高位，是从左心耳角左侧 2mm 左右的位置。确定好前降支的位置后，沿左心耳下缘选取进针和出针点，用大小 3mm×8mm 的缝合针穿过血管，并结扎，观察到心尖的颜色变浅，甚至有白色出现，即代表阻断血管成功。选取进针和出针位置时注意不要距血管位置太远，一般 1～2mm 即可。位置太远结扎心肌多，不利于术后动物恢复。此外，结扎时不要用力过大，会导致血管断裂出血，影响后期恢复，甚至休克死亡；相反，力度太小，无法有效阻断血管，造模不成功。因此，只要拉住即可。

八、思考题

1.心肌缺血再灌注过程中会出现的心律失常类型有哪些？

2.心肌缺血再灌注损伤发生的机制有哪些？

3.肠缺血再灌注损伤和心肌缺血再灌注损伤的发生机制有何异同？

第六节　凝血与抗凝血平衡紊乱

学习目标

【知识目标】掌握弥散性血管内凝血（DIC）模型复制方法、病因及发生机制；掌握采集血样及凝血检测的方法步骤；熟悉常用的 DIC 实验室检查指标及其临床意义；了解 DIC 的诊断标准。

【能力目标】应用体内凝血途径激活原理，解释 DIC 发生的机制及各期的血液凝固性变化特点，形成预防及治疗 DIC 的临床思维。

【素质目标】培养学生分析问题、解决问题的能力，养成善于观察的良好习惯。培养具备较强综合素质的人才。

实验 4-8　弥散性血管内凝血

一、实验原理

通过静脉注入兔脑匀浆，启动外源性凝血系统，导致 DIC 的发生。

二、实验对象

健康成年家兔，雌雄不限。

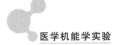

三、实验药品和器材

1％普鲁卡因，血小板稀释液，兔脑匀浆，0.9％肝素，显微镜，离心机，分光光度计，水浴箱，兔手术台，电子秤，手术器械一套，移液枪，计时器，动脉插管，血小板计数板，玻璃纸，10ml、5ml 注射器各 2 支，肝素抗凝管 3 支，枸橼酸钠抗凝管 3 支等。

四、实验方法与步骤

1. 称重、麻醉、做颈动脉插管

将兔称重，固定，颈前手术区备皮。用 1％普鲁卡因 2ml 在手术切口部位局部麻醉，做颈前正中切口，分离一侧颈总动脉，做颈动脉插管。

2. 抗凝管准备

取预先准备的肝素抗凝管和枸橼酸钠抗凝管（含枸橼酸钠 0.3ml）各 3 个，实验者应分别做好取血次序的标记。

3. 用作正常对照的各项指标的血标本的制备

取测定血小板和其他出血、凝血指标用的血标本时，可放松动脉夹，最先流出的数滴血应弃去。

① 先用一小块玻璃纸，接取兔血一大滴，并立即取其中 $10\mu l$ 血液放入 2.0ml 血小板稀释液内充分混匀，做血小板计数。

② 然后分别在肝素抗凝管内放入兔血 1.5ml，在枸橼酸钠抗凝管放入兔血 3.5ml（取血完毕用生理盐水冲洗动脉插管以防管内血液凝固）。取血后应迅速用小片玻璃纸封闭试管口，上、下颠倒试管使血液与抗凝剂混匀（注意勿振荡），平衡后离心 3000r/min、10min，小心取出上层血浆，另置干净小试管，并加上标记。肝素抗凝所制备的血浆用以测定纤维蛋白原，枸橼酸钠抗凝所制备的血浆用以测定 PT 和 3P 试验。

4. DIC 的造模

取 37℃水浴预热和保温中的兔脑匀浆，剂量以 8ml/kg 计，经耳缘静脉以 1ml/min 的速度匀速推注。若注射过程中发现动物突然挣扎、呼吸急促，应立即停止推注并及时采血，方法同步骤 3。

5. 采集血样

分别在全量兔脑匀浆注射完毕后立即，以及注射后 30min 或 45min 时（视手术所用时间长短和实验课时多少决定）各采血样一次，方法同步骤 3。

6. 血凝检测

进行血小板计数（BPC），测定凝血酶原时间（prothrombin time，简称 PT）、血浆鱼精蛋白副凝试验（3P 试验）和纤维蛋白原含量。

7. 动物处死

实验完毕后，将动物处死。

五、实验项目

1. 复制 DIC 模型。

2. 观察急性 DIC 各期的血液凝固性变化特点（BPC、PT、3P、纤维蛋白原），并将结果填入表 4-8。

表 4-8　弥散性血管内凝血指标测定

类型	BPC	PT	3P	纤维蛋白原
正常组				
DIC 的造模组				

六、注意事项

1.采集抗凝血需掌握好血液与抗凝剂的比例。

2.注射兔脑匀浆前，要做好第二次采血的一切准备工作，准备好抗凝管、玻片、秒表。因为注射兔脑匀浆过程中，动物极易猝死，如到临时再做准备，则往往因准备不及，动物已死亡，采不到血。

3.静脉推注兔脑匀浆的速度快慢是实验成败的关键，故在控制好速度的前提下，应密切注意动物的反应。

七、难点处理

本实验的难点为纤维蛋白原的定量分析。实验操作中做纤维蛋白原定量测定时，一旦血浆与饱和氯化钠溶液接触，应立即混匀，否则易致局部沉淀，影响测定。

（1）被测样品试液的准备：取血浆 0.5ml，置于 100ml 试管中，加入饱和 NaCl 溶液 4.5ml，充分混匀，置于 37℃ 水浴中，温育 3min，取出后再次摇匀。

（2）对照管试液的配置处理：取生理盐水 0.5ml，加入饱和 NaCl 溶液 4.5ml，进行同样操作。

（3）测定：选用波长 520nm，以对照管试液调定分光光度计的零点，然后测定被测样品试液的光密度，按下式计算样品中纤维蛋白原的含量。

计算公式：　　　　　　$$纤维蛋白原含量(g/L) = \frac{测定光密度}{0.5} \times 10$$

正常参考值：兔 2.56～7.64g/L。

八、思考题

1.静脉注入兔脑浸液后为何能复制出家兔 DIC 模型？试述其发生机制。

2.根据实验中血标本的各项实验结果，讨论急性 DIC 产生的原因、机制及各项变化指标之间的关系。

3.实验过程测定纤维蛋白原的意义是什么？

第七节　休克

学习目标

【知识目标】掌握失血性休克动物模型复制方法；熟悉失血性休克动物的表现；掌握失血性休克的测定指标及其方法；了解失血性休克不同时期的发病机制及抢救原则。

【能力目标】通过本章学习能运用相关理论解释休克的临床表现，并能将所学的基本理论、基础知识运用于实践中，为今后的基础医学和临床医学课程打下坚实的基础。

【素质目标】培养学生整理数据、分析数据的能力，养成勤于思考、善于观察的良好习

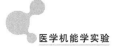

惯，培养具备较强综合素质的人才。

实验 4-9　失血性休克及其抢救

一、实验原理

休克是指机体在严重失血失液、感染、创伤等强烈致病因子的作用下，有效循环血量急剧减少，组织血流灌流严重不足，引起细胞缺血、缺氧，以致重要生命器官的功能、代谢障碍或结构损害的全身性危重病理过程。

休克的发生与否取决于失血量和失血速度。当血量锐减（如外伤出血、胃十二指肠溃疡出血或食管静脉曲张出血）超过总血量的 20％时，极易导致急性循环障碍，组织有效血液灌流量不足，即发生休克。

根据休克过程中微循环的改变，将休克分为三期：休克早期（微循环缺血期或缺血性缺氧期）；休克期（微循环淤血期或淤血性缺氧期）；休克晚期（微循环衰竭期或 DIC 期）。但依失血程度及快慢的不同，各期持续时间、病理生理改变和临床表现均有所不同。

对失血性休克的治疗，首先强调的是止血和补充血容量，以提高有效循环血量、心排血量，改善组织灌流；其次根据休克的不同发展阶段合理应用血管活性药物，改善微循环状态。

本实验复制兔失血性休克模型，观察兔在失血性休克时的表现及循环变化；探讨失血性休克的发生机制及救治方法；了解失血性休克抢救。

二、实验对象

健康成年家兔，雌雄不限。

三、实验药品和器材

20％乌拉坦，肝素，生理盐水，铁架台，婴儿秤，BL-420N 生物信号采集系统，手术器械一套，兔手术台，注射器及针头，血管插管，动脉夹，血压换能器，输液装置，照明灯，丝线若干，纱布等。

四、实验方法与步骤

1. 实验装置与连接

（1）将压力换能器固定于铁架台上，使换能器的位置尽量与实验动物的心脏在同一水平面上。然后将换能器输入至 BL-420N 生物信号采集系统一通道。

（2）压力换能器的另一端与三通管相连。三通管的一个接头将与动脉插管相连。在将动脉插管插入左颈总动脉前，先用盛有肝素的注射器与三通管另一接头相连，旋动三通管上的开关，使动脉插管与注射器相通，推动注射器，排空动脉插管中的气体，使动脉插管内充满肝素溶液，然后关闭三通管。

2. 仪器调试

在菜单中选择"血压"。双击一通道，调节增益、采样参数，使基线归零，令图形位于屏幕中央，便于观察。

3. 麻醉固定

家兔称重后，将20％乌拉坦以5ml/kg的剂量由兔耳缘静脉内缓慢注入，注意观察家兔的反应。待麻醉后，将家兔仰卧固定于兔手术台上，先后固定四肢及兔头。

4. 手术

剪去家兔颈部的被毛，切开颈部皮肤5～7cm，钝性分离颈部肌肉，暴露颈部气管和血管，用玻璃分针分离两侧颈总动脉和右侧颈外静脉，各穿两线备用。

5. 动脉插管

在左颈总动脉的近心端夹一动脉夹，然后结扎其远心端（保留此结扎线头），在动脉夹与结扎之间一般应相距2cm以上。在结扎端的下方用眼科剪做一"V"形斜口，向心脏方向插入动脉插管，用已穿好的丝线扎紧插入管尖嘴部分稍后处，并以远心端丝线将插管缚紧固定，以防插管从插入处滑出。此三通管用于连接电脑，进行血压的记录。

6. 静脉插管

用一丝线将右侧颈外静脉远心端提起，用眼科剪在其下方做一"V"形斜口，向心脏方向插入静脉插管，用已穿好的丝线扎紧插入管尖嘴部分稍后处，并以远心端丝线将插管缚紧固定，结扎血管同时防止插管从插入处滑出，静脉插管成功后立即开始输液，并将输液速度调慢。随后，对另一侧的颈总动脉插管，以进行抽血。

7. 记录血压

一切准备完毕，移去动脉夹，启动记录按钮，开始记录血压曲线。

8. 实验观察

（1）少量放血　打开右颈总动脉上的动脉夹开始放血，使血压保持在60mmHg的水平5min，观察血压的波动，待其血压曲线恢复正常后继续进行下一项实验。

（2）大量放血　打开右颈总动脉上的动脉夹开始放血，使血压保持在40mmHg的水平10min，观察血压的波动。

（3）失血性休克的抢救　将注射器内的血液沿右侧颈外静脉的导管重新输回入家兔体内，输血后观察家兔血压的波动。再输入生理盐水60滴/min，进行抢救，直至血压指标恢复正常。

五、实验项目

1. 测量放血量。

2. 记录失血及回输血期间动物各项观察指标的变化，并填入表4-9，每5～10min记录1次，特殊变化随时记录。

表4-9　失血性休克及其抢救

类型	呼吸频率	心率	收缩压	舒张压	肛温
正常组					
休克组					
休克＋回输血					

六、注意事项

1. 在实验操作过程中，应尽量减少出血和组织损伤。

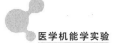

2.麻醉深浅应适度，麻醉过浅，动物疼痛可引起神经源性休克。

3.动脉插管前，应先肝素化。抽血时的注射器也要先肝素化。静脉插管一经插入，即刻输液防止血凝。

七、难点处理

本实验的难点为动脉插管。分离颈总动脉时，将动脉尽可能分离得长些，还要注意避免损伤颈总动脉在甲状腺附近的分支，分离颈总动脉的位置应在甲状腺下方稍远处。插管前远心端线的结扎尽量偏向头端，将近心端血管段留长些，以防血管断后可重新结扎远心端再行插管。靠近远心端的结扎处剪一斜口。注意别把血管剪断，插管插入血管后一定先结扎再固定。为防止插管滑脱，在确保结扎固定好后，方可松开近心端的动脉夹。在插管前，应在压力换能器和动脉插管中充满肝素溶液，以排尽插管及压力换能器内的空气，同时可防止插管处血液凝固。

八、思考题

1.失血性休克的主要病理生理变化有哪些？

2.失血性休克抢救的关键是什么？为什么？

3.失血性休克如何判断？动物会发生何种缺氧？

第八节　心功能不全

学习目标

【知识目标】掌握急性右心衰竭动物模型复制方法，急性右心衰竭的测定指标及其方法；熟悉液体石蜡导致右心衰竭的机制及表现；了解毒毛花苷K对心血管活动的调节，急性右心衰竭的发病机制及抢救原则。

【能力目标】能应用心脏泵血功能相关知识，解释心力衰竭的发病机制和临床表现，并能思考疾病的健康指导和护理措施。

【素质目标】通过分析相关指标变化的意义，培养学生分析问题、解决问题的能力，养成理论应用于实践的良好习惯，理解团队合作的意义，能够在多学科背景下的团队中承担个体、团队成员以及负责人的角色，具备团队协作和跨学科合作的意识。

实验4-10　急性右心衰竭

一、实验原理

心力衰竭指在各种致病因素的作用下，心脏的收缩和（或）舒张功能发生障碍，使心输出量绝对或相对下降，以致不能满足机体代谢需要的病理生理过程。导致心力衰竭的基本病因为原发性心肌舒缩功能障碍和心脏负荷（包括前负荷和后负荷）过度。前负荷指心脏舒张时所承受的容量负荷，后负荷指心脏收缩时所承受的压力负荷。通过静脉注射液体石蜡，可增加肺动脉压，导致右心室后负荷增加，大量快速静脉注射输液可增加右心室的前负荷。当右心室前后负荷的快速增加超过右心室的代偿能力时，则可发生急性右心功能衰竭。强心苷类药物可抑制 Na^+-K^+-ATP 酶，加强心肌收缩能力，增加心脏做功和每搏输出量。毒毛花苷 K 静脉注射 5～10min 后开始起效，常用于治疗急性心力衰竭。速效利尿药可减少血容量，降低右心后负荷；而扩血管药物硝普钠可降低中心静脉压，也可用于治疗心力衰竭。

二、实验对象

健康成年家兔，雌雄不限。

三、实验药品和器材

20％乌拉坦（氨基甲酸乙酯）溶液，1％肝素生理盐水溶液，液体石蜡，0.9％生理盐水，10mg/ml 呋塞米，0.25mg/ml 毒毛花苷 K 注射液，100mg/ml 硝普钠，兔台，婴儿秤，生物信号处理系统，压力换能器两套，呼吸换能器一套，三通管，哺乳动物实验手术器械一套，静脉输液装置一套，注射器（1ml、5ml、10ml、30ml），丝线，纱布，棉球等。

四、实验方法与步骤

（1）家兔称重后，腹腔注射 20％氨基甲酸乙酯（5ml/kg）麻醉，然后仰卧固定于兔台，颈部剪毛备皮。

（2）在甲状软骨与胸骨切迹之间做正中切口，逐层分离颈部组织，分别游离出气管、右侧颈外静脉和左侧颈总动脉。

（3）由耳缘静脉注入 1％肝素生理盐水（1ml/kg）抗凝。

（4）暴露气管，在甲状软骨下 1～2cm 处，做倒“T”形切口，插入气管并固定。气管与呼吸换能器相连。进行右侧颈外静脉和左侧颈总动脉插管。其中右侧颈外静脉插管通过三通开关连接压力换能器（测中心静脉压）和静脉输液装置，左侧颈总动脉插管通过三通开关连接压力换能器测定动脉血压。

（5）观察指标：记录呼吸频率、呼吸深度、心率、心音、呼吸音的变化以及动脉血压（收缩压和舒张压）和中心静脉压（CVP）。

五、实验项目

1. 用注射器从耳缘静脉注入液体石蜡（0.8ml/kg），注入结束后测各项指标一次。

2. 注射石蜡后观察 5min，再测量各项指标一次。

3. 以约每分钟 5ml/kg 的速度输入生理盐水，输液量每增加 25ml/kg，即测各项指标一次，直至血压下降。

4. 急性右心衰竭模型的治疗：

（1）耳缘静脉注射 10mg/ml 呋塞米，剂量 0.4ml/kg，记录给药后各项指标。

（2）耳缘静脉注射 0.25mg/ml 毒毛花苷 K 注射液，剂量 0.1ml/kg，记录给药后各项指标。

（3）耳缘静脉注射 100mg/ml 硝普钠，剂量 1ml/kg，记录给药后各项指标。

5. 实验结束后处死动物，挤压胸壁，观察气管有无分泌物溢出。剖开胸、腹腔（注意不要损伤脏器和大血管），观察有无胸水、腹水；取下心、肺标本，观察肺脏外观和切面变化，以及心脏各腔室的体积；观察肠系膜血管的充盈情况，肠壁有无水肿；取下肝脏，观察肝脏外表和切面变化，最后剪破腔静脉，让血液流出，注意此时肝脏和心脏的体积变化。

将实验观察结果填入表 4-10。

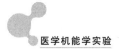

表 4-10　急性右心衰竭测定指标

类型	呼吸频率	心率	收缩压	舒张压	中心静脉压	胸水、腹水情况
正常组						
右心衰竭组						
右心衰竭＋呋塞米						
右心衰竭＋毒毛花苷 K						
右心衰竭＋硝普钠						

六、注意事项

1.耳缘静脉注入液体石蜡时，注入速度不宜太快，也不宜太慢，要随时观察各项指标的变化，当其中有一项发生急剧变化时，应减慢注射速度。

2.手术中应尽量避免出血。

3.压力传感器和插管中应事先充满生理盐水，排除气泡，以免影响实验结果。

4.注意保持压力换能器和心脏处于同一平面。

七、难点处理

本实验的难点为气管插管。具体实验操作如下：颈部剪毛，沿甲状软骨至胸骨上缘，颈部做正中切口，切开皮 5～7cm，逐层钝性分离皮下组织及肌肉，游离出气管，气管下方穿线，在气管软骨环 4～5 环间做倒"T"形切口，插入气管插管，并结扎固定。分离左侧颈总动脉、右侧颈静脉，分别下穿两线备用。采用肝素抗凝，耳缘静脉注射 1％肝素生理盐水 1ml/kg。

八、思考题

1.为何耳缘静脉注入液体石蜡时，注入速度不宜太快，也不宜太慢？

2.为什么右心衰竭会出现中心静脉压升高？

3.阐述实验过程中呋塞米的作用及机制。

实验 4-11　急性左心衰竭

一、实验原理

运用冠状动脉结扎术，结扎家兔冠状动脉左室支，造成急性心肌梗死，诱发急性左心衰竭。

二、实验对象

健康成年家兔，雌雄不限。

三、实验药品和器材

20％乌拉坦，1％普鲁卡因溶液，3.0％肝素溶液，碳素墨水，手术器械一套，小拉钩一副，2ml、5ml、10ml 注射器，固定支架，大木夹，大头针，BL-420N 生物信号采集系统，压力传感器，呼吸换能器等。

四、实验方法与步骤

（1）称重、麻醉，按 5ml/kg 由家兔耳缘静脉注入 20％乌拉坦，仰卧固定。

（2）在 1％普鲁卡因局部麻醉下，做颈部正中切口，分离出双侧颈总动脉。

（3）胸部局部麻醉后，沿胸骨中线自胸节平线到剑突上切开皮肤，暴露胸骨和肋软骨，分离胸肌，沿胸骨左缘在肋软骨部位切断第 2～4 肋骨，用小拉钩轻轻撑开胸腔切口，即可见心包及搏动的心脏，提起并剪开心包，充分暴露心脏和外主动脉。

（4）用湿纱布包裹手指，将心脏略向右旋，暴露左心耳和左室大部，在左心耳下缘认真找出冠状动脉左室支的行走位置，用细圆针（0 号线）在左心耳下缘处 0.5cm 绕左室缝穿一线，暂不结扎。

（5）从耳缘静脉注入 3.0％肝素溶液（2.0mg/kg），经左侧颈动脉插管，描记动脉血压，于剑突部位皮下穿一大头针，连接二导仪描记呼吸。

（6）经右边颈动脉插入充满 3.0％肝素溶液的左心室导管，经传感器和二导仪记录左室内压，插管时边插边观看压力曲线，等显现左室内压力曲线时表示已插入左室，再送入导管 0.2～0.4cm，固定导管。

（7）观看指标：心率、动脉血压、呼吸频率和强度、左心室内压，并将结果填入表 4-11。

（8）手术完成后，记录麻醉安静下指标数值。

结扎冠状动脉左室支前，观看各项指标转变，每隔 2min 记录一次，结扎左室 30min 后，若仍无心律失常发生，可在颈部位结扎或再于室间沟处结扎前降支。动物死以后，观看心脏各部位体积高低，剪下心、肺，在离主动脉起始部位 1.5cm 处，剪断主动脉，插入塑料管，将动脉壁和塑料管壁结扎，并从左房根部结扎左房，由塑料管向外主动脉注入碳素墨水 2.0ml，边观看心室壁墨染范围，估测未墨染面积占左室游离壁面积的百分比。

表 4-11　急性左心衰竭指标观察

类型	呼吸频率	心率	左心室内压
心肌梗死前			
心肌梗死后			

五、实验项目

1. 复制急性左心衰竭的动物模型。
2. 观看心肌梗死前、后的心率高低和血流动力学的改变。

六、注意事项

1. 切断肋骨时避免出血和损伤心脏。
2. 血管插管固定牢固及插管肝素化，避免插管脱落和凝血堵塞插管。

七、难点处理

本实验的难点为左心室内压的测定。通常选择右侧颈总动脉插管至左心室内，测定左心室内压。左心室插管术用左手拇指、示指捏住剪口处的血管和已插入其管腔的导管，右手试探性用力向心脏方向送入导管，同时观察生物信号采集与处理系统记录的血压波形。导管经过颈总动脉、主动脉弓到达主动脉瓣膜口时，血压的波幅变大且手指明显感觉到心

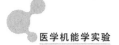

脏的搏动，此时切勿强行推入，可将导管略微提起，在主动脉瓣膜开放时顺势将导管送入心室。当出现明显的"脱空"，表明导管已进入左心室，当波形由血压波变成下沿达0mmHg附近具有明显舒张期而峰顶平坦的波形时，即表明导管口已通过主动脉瓣进入左心室腔内；若仍保持同样波形则将心导管结扎固定，稳定5min后可进行后续实验。

八、思考题

1. 心肌梗死引起急性左心衰竭的机制是什么？
2. 心肌梗死前、后的心率高低和血流动力学改变的原因是什么？
3. 阐述中心静脉压的测定方法。

第九节　呼吸功能不全

学习目标

【知识目标】掌握急性肺损伤引起呼吸衰竭的模型复制方法，急性肺损伤引起呼吸衰竭的测定指标及其方法；熟悉急性肺损伤引起呼吸衰竭动物的表现；熟悉不同药物导致呼吸衰竭的机制，呼吸衰竭的发生机制及引起的血气变化；了解呼吸衰竭的临床表现、发病机制及抢救原则。

【能力目标】应用不同衰竭类型引起不同的血气变化原理，解释临床上对Ⅰ型呼吸衰竭和Ⅱ型呼吸衰竭治疗方式不同的原因，提升临床思维。

【素质目标】培养学生科学探索的精神，养成具有较强实践技能、创新意识，具备终身学习理念的高素质人才。具有正确的世界观、人文社会科学素养、社会责任感，能够在实践中理解并遵守职业道德和规范，履行责任。

实验 4-12　急性肺损伤性呼吸功能不全

一、实验原理

通过静脉注射油酸的方式，引起肺泡-毛细血管膜损伤，其机制复杂，目前油酸通过以下几个途径引起广泛性的肺损伤：氧化应激性损伤；凝血活性增高；严重的炎症反应及内皮损伤。油酸引起的急性肺损伤一般作为Ⅰ型呼吸衰竭模型。

二、实验对象

大鼠，体重250～300g。

三、实验药品和器材

20%（g/ml）乌拉坦，1%（g/ml）普鲁卡因，1%（g/ml）肝素生理盐水，油酸，含3%（体积分数）和6%O_2（体积分数）气体，含3%（体积分数）和6%CO_2（体积分数）气体，生理盐水，大鼠固定台，1ml、2ml、5ml注射器各2支，气管插管，动脉插管，手术器械一套，血气分析仪，动物人工呼吸机，听诊器等。

四、实验方法与步骤

（1）大鼠称重，腹腔注射 20％乌拉坦（0.5ml/100g 体重）麻醉后仰卧固定于鼠台。

（2）颈部正中皮下注入 1％普鲁卡因局部浸润麻醉，自颌下至胸骨上缘切口，钝性分离颈部肌肉、气管、右侧颈外静脉和左侧颈总动脉，做气管插管和颈动脉插管。待动物休息 15min 后，测定各项指标。

（3）用注射器抽出动脉插管内的死腔液，然后用经肝素化处理的注射器取血，迅速套上带有软木塞的针头做血气分析。

（4）颈外静脉缓慢注入油酸（10～15μl/100g），注射后密切关注动物呼吸运动的变化。当呼吸变浅、快时，从颈动脉取血 0.4～0.5ml 做血气分析，并记录呼吸运动的变化。

（5）肺病变观察。处死大鼠，开胸取出双肺，肉眼观察肺形态变化，称重，计算肺系数。剪开肺组织，观察有无泡沫样液体流出。

（6）肺系数的计算：肺系数＝肺重(g)/体重(kg)，正常大鼠肺系数为 4～8。将上述所测定指标填入表 4-12。

表 4-12　急性肺损伤性呼吸功能不全测定指标

分组	血气			呼吸		肺系数
	pH	动脉血二氧化碳分压（$PaCO_2$）	动脉血氧分压（PaO_2）	频率	幅度	
正常组						
油酸组						

五、实验项目

1.学习复制急性肺损伤引起的呼吸衰竭模型的方法。
2.观察急性肺损伤性呼吸衰竭的血气变化。

六、注意事项

1.取血切忌与空气接触，如针管内有小气泡要及时排出。
2.颈总动脉插管时，应避免出血过多，影响呼吸道通畅和血压。
3.油酸的注射剂量要准确，注射缓慢匀速。

七、难点处理

本实验的难点有：

（1）油酸注射导致动物死亡，不利于指标的观察。实验操作时应注意：油酸纯度越高，所需剂量越少，不良反应越少，模型越稳定。因此，一次剂量不宜过大，注射速度不宜过快。注射剂量偏低为宜，偏高则使动物在 24h 内死亡，不利于观察研究。

（2）肺系数的计算。实验操作时应注意：处死动物以放血为好，取肺时应将心肺提起，结扎后离断腔静脉及主动脉，并于气管分叉上 0.5cm 处再结扎一线，从线上端剪断气管，最后连同心肺血管全部结扎总离断，务求准确得出肺的重量。

八、思考题

1.油酸所引起的呼吸衰竭血气特点是什么？为什么？

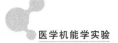

2. Ⅰ型呼吸衰竭和Ⅱ型呼吸衰竭时氧疗有何不同？为什么？

3. 取血过程为何切忌与空气接触？

第十节　肝功能不全

学习目标

【知识目标】掌握兔肝性脑病动物模型复制方法，肝性脑病的测定指标及其方法；熟悉肝性脑病动物的表现，肝性脑病的发病机制，不同药物导致的肝性脑病的机制；了解肝性脑病的临床表现、发病机制及抢救原则。

【能力目标】学会应用肝性脑病的发病机制，解释血氨增高导致昏迷的机制，并能进行相关健康教育和健康指导。

【素质目标】培养学生的创新精神，养成严肃的科学态度，具备团队协作意识和批判精神，具备综合应用基本知识和相关技能和自主设计的能力，培养学生科学探索的精神，养成具有较强实践技能、创新意识，具备终身学习理念的高素质人才。

实验 4-13　氨在家兔肝性脑病发病机制中的作用

一、实验原理

肝性脑病是指临床上除其他已知脑疾病的前提下，由严重肝病引起的、以代谢紊乱为基础的中枢神经系统功能失调的综合征，其主要临床表现是意识障碍、行为失常、扑翼样震颤和昏迷。肝性脑病的发病机制目前尚未完全明确，一般认为是肝细胞功能衰竭和门体分流的存在，导致肠源性内毒素进入体循环，透过血脑屏障而至脑部，引起大脑功能紊乱。有关肝性脑病发病机制有许多学说，其中以氨中毒理论的研究最多。本实验通过结扎家兔肝脏复制急性肝功能不全模型，向十二指肠注射氯化铵溶液造成家兔血氨升高，表现出与肝性脑病相关的症状，从而证明血氨中毒在肝性脑病发病机制中的主要作用，对肝性脑病的发病机制进行综述并为临床治疗提供理论依据。

二、实验对象

健康成年家兔，雌雄不限。

三、实验药品和器材

1％普鲁卡因，复方氯化铵溶液，婴儿秤，兔手术台，手术器械一套，搪瓷圆盆，注射器，细导尿管，粗棉线，细丝线，纱布等。

四、实验方法与步骤

（1）取实验家兔一只，称重，使其仰卧于兔台上，剪去腹部正中被毛，在上腹部正中用1％普鲁卡因做浸润性局部麻醉。然后进行腹部手术，从剑突起做上腹部正中切口（5～6cm），打开腹腔后，可见肝脏，并用手轻轻向下压肝脏，切断肝与横膈之间的镰状韧带。

（2）将肝脏各叶向上翻，除右外叶及与胃连接紧密的肝尾叶外，用粗棉线自根部将其余各叶结扎。再顺胃幽门部找出十二指肠，用眼科剪剪一小口，插入导管，并结扎固定，然后关闭腹腔，观察家兔的一般情况，呼吸频率及深度，角膜反射及对刺激的反应。

（3）复制肝性脑病模型，通过十二指肠插管向肠腔内注入复方氯化铵溶液〔5ml/（kg·5min）〕，仔细观察家兔情况，直至出现全身性大抽搐为止。将所观察项目记录入表 4-13。

表 4-13　肝性脑病的实验观察记录

类型	呼吸频率/（次/min）	角膜反射	对刺激反应	死亡时间	用药总量
注射前					
注射后					

五、实验项目

实验观察项目包括呼吸频率，角膜反射，死亡时间。

六、注意事项

1.十二指肠插管不要插向胃的方向，氯化铵溶液切勿注入到腹腔。

2.游离肝脏动作轻柔，避免肝破裂大出血。

七、难点处理

本实验的难点为肝大部分结扎切除术。实验操作时剪去上腹部正中线附近的被毛，从剑突下沿腹部正中线做一长约 6cm 切口，打开腹腔，暴露肝，剪断肝与横膈肌之间的镰状韧带，再将肝叶上翻，剥离肝胃韧带，使肝叶完全游离。辨明肝各叶，除右外叶及与胃连接紧密的肝尾叶外，其余各叶用粗棉线从根部围绕一周并进行结扎，若结扎成功，被结扎肝叶会迅速变为暗褐色。亦可待上述肝叶变成暗褐色后用组织剪逐叶剪除。

八、思考题

1.血氨升高与肝大部分切除术在实验性肝性脑病中的作用有何相互关系？他们分别起什么作用？

2.实验过程中发生肝破裂大出血该如何处理？

3.呼吸频率的测定方法有哪些？

第十一节　肾功能不全

学习目标

【知识目标】掌握急性肾衰竭的动物模型复制方法；熟悉急性肾衰竭动物的表现，评价急性肾衰竭的常见指标，不同药物导致的急性肾衰竭的机制；了解急性肾衰竭的发病机制，急性肾衰竭的临床表现、发病机制及抢救原则。

【能力目标】应用肾功能不全的相关理论和机制，解释急性肾衰竭的临床表现，并能思考尿的生成和排出在维持机体水平衡和酸碱平衡中的作用和意义。

【素质目标】培养学生善于观察，多角度、全方位地观察学习对象的良好习惯，培养综合应用基本知识和相关技能及自主设计的能力，培养学生科学探索的精神，培养具有较强实践技能、创新意识，具备终身学习理念的高素质人才。

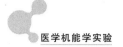

实验 4-14　急性中毒性肾功能不全

一、实验原理

采用肾毒物重金属 $HgCl_2$ 溶液造成家兔急性肾小管坏死，复制急性肾功能不全的动物模型，通过观察动物的血气参数、酸碱度、血尿素氮、血清钾及尿的变化，学习急性肾衰对内环境的变化。

二、实验对象

健康成年家兔，雌雄不限。

三、实验药品和器材

$1\%HgCl_2$ 溶液，$0.9\%NaCl$ 溶液，25%葡萄糖溶液，1%普鲁卡因溶液，标准尿素氮溶液（0.025mg/ml），尿素标准应用液Ⅱ，二乙酰一肟-氨硫脲（DAM-TSC）液，酸混合液，5%乙酸溶液，蒸馏水，兔手术器械一套，离心机，光电比色计，水浴锅，移液器，10ml 试管，试管架，试管夹，酒精灯，塑料插管，膀胱插管，吸管，滴管，烧杯，培养皿，洗耳球，2ml、5ml、50ml 注射器等。

四、实验方法与步骤

（1）复制急性中毒性肾功能不全模型：家兔两只，一只为汞中毒兔，第二只为正常对照兔。汞中毒兔于实验前 24h 称重，$1\%HgCl_2$ 肌内注射（1ml/kg），复制急性中毒性肾功能不全模型备用，对照兔则肌内注射等量生理盐水。

（2）将家兔背位固定于兔手术台上，颈部剪毛，局麻，常规颈部手术，分离一侧颈总动脉并插管，取血 5ml 做血清尿素氮测定。

（3）从正常对照兔及中毒家兔颈总动脉取血 5ml，离心 5min（2000r/min）。分离血清，用滴管将血清吸出，分别移入干燥小试管中备用。

五、实验项目

1.血清肌酐检测（具体操作见血肌酐测定试剂盒说明书）。

2.血清尿素氮检测（具体操作见血尿素氮测定试剂盒说明书）。

3.尿蛋白定性检查：取长试管 2 支，标记，分别装入实验兔和对照兔尿液 3ml，用试管架夹住试管，在酒精灯上加热至沸腾，若有浑浊，加入 5%乙酸 3～5 滴，再煮沸；若尿液变清，是尿内尿酸盐所致。将实验所得结果填入表 4-14。

表 4-14　重金属 $HgCl_2$ 溶液造成家兔急性肾小管坏死指标记录

类型	血清肌酐	血清尿素氮	尿蛋白检查
正常组			
汞中毒组			

六、注意事项

1.加血清、标准液等试剂量应准确。

2.加入试剂Ⅱ之后，1～2min内，即应放入沸水中水浴。

3.煮沸及冷却时间应准确，否则颜色反应消退。

七、难点处理

本实验的难点有：

（1）输尿管插管或者膀胱插管。实验操作应注意：在输尿管插管时，输尿管与周围组织要轻轻分离，避免出血，动作要轻柔，以免损伤输尿管。塑料管要插入输尿管管腔内，不要插入管壁肌层与黏膜之间，插管方向应与输尿管方向一致，勿使输尿管扭结，以免妨碍尿液流出。在膀胱插管时，切口要避开血管丰富的地方，膀胱套管应对准两侧输尿管出口，尽量减少残留膀胱的容积。

（2）尿蛋白定性检查。实验操作应注意：尿蛋白定性检查时，滴加试剂时试管要多转动，以免受热不均，注意加热时试管口不要对准他人，尿液沸腾时需及时将试管从热源适当移开，切勿让试管内尿液溢出。

八、思考题

1.根据实验结果阐述急性中毒性肾病的机能代谢变化及其机制。

2.血清肌酐检测有哪些方法？

3.血清尿素氮检测的原理是什么？

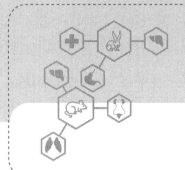

第五章 大学生创新实验

学习目标

【知识目标】掌握电生理实验、环路示踪和环路操纵实验以及分子细胞学实验的基本原理和实验方法；了解基础医学研究的基本思路。

【能力目标】掌握生物和医学研究的传统和先进技术，并能够应用于疾病发病机制和治疗方法等问题的研究中。熟悉文献查阅、实验设计、实验实施、结果分析讨论和论文撰写的过程和方法。

【素质目标】培养学生发现问题和解决问题的能力，养成严谨求实的科学态度和良好的创新意识，提高团队协作意识。

实验 5-1 膜片钳记录

一、实验原理

膜片钳实验是神经生物学研究中常用的一种技术，用于测量单个细胞（通常是神经元）的电活动。其基本使用方法是：将充灌电极内液的玻璃微电极与膜片钳放大器的探头相连，施加负压使电极尖端与细胞膜表面紧密封接，形成高阻抗（吉欧姆）电学隔离，从而降低背景噪声以达到皮安（pA）水平的高信噪比测量。

膜片钳有两种基本钳制方式：电压钳模式和电流钳模式。前者是通过钳制电压保持细胞膜电位恒定，记录变化的离子流，如兴奋性突触后电流和抑制性突触后电流。后者是通过钳制电流保持跨膜电流恒定，记录变化的膜电位，如动作电位和突触后电位。膜片钳技术广泛应用于离子通道、细胞分泌、生物/固体纳米孔和离子通道病等的研究中，也在高通量药物筛选发挥重要功能。

二、实验对象

2～4 月龄 C57BL/6J 小鼠，雌雄不限。

三、实验药品和器材

NaCl，KCl，$MgCl_2 \cdot 6H_2O$，$CaCl_2$，EGTA，HEPES，Mg-ATP，$NaH_2PO_4 \cdot 2H_2O$，$MgSO_4$，$NaHCO_3$，glucose，气体麻醉剂，502 速干胶水，碎冰，膜片钳系统（隔振平台、屏蔽罩、仪器设备架等机械部分，显微镜、视频监视器、红外影像系统等光学部分，生物

电信号放大器、A/D 数模转换器、电脑工作站等电子部件，显微操作器），蠕动泵，高精度电子天平，磁力搅拌器，pH 计，渗透压仪，微电极拉制仪，微电极抛光仪，带盖的玻璃微电极存放盒，电极加液器，振动切片机，手术器械，水浴锅，氮气瓶，95%O_2＋5%CO_2 混合气瓶，特氟龙管，硅胶管，转接头，塑料三通阀，塑料注射器，培养皿，孵育槽等。

四、实验方法与步骤

1. 溶液配制

（1）电极内液：122.0mmol/L KCl-gluconate，5.0mmol/L NaCl，2.0mmol/L $MgCl_2$，0.3mmol/L $CaCl_2$，5.0mmol/L EGTA，10.0mmol/L HEPES，4.0mmol/L Mg-ATP，0.3mmol/L Na_3-GTP。

（2）切片液：213.0mmol/L sucrose，3.0mmol/L KCl，1.0mmol/L NaH_2PO_4，5.0mmol/L $MgCl_2$，0.5mmol/L $CaCl_2$，26.0mmol/L $NaHCO_3$，10.0mmol/L glucose。

（3）人工脑脊液：125.0mmol/L NaCl，5.0mmol/L KCl，1.2mmol/L NaH_2PO_4，1.3mmol/L $MgCl_2$，2.6mmol/L $CaCl_2$，26.0mmol/L $NaHCO_3$，10.0mmol/L glucose。

溶液 pH 值调节在 7.2～7.4，渗透压控制在 290～310mmol/kg。此外电极内液需用 0.2μm 的滤膜过滤，除去灰尘杂质。

2. 电极制备

（1）用微电极拉制仪将玻璃毛细管拉制成阻抗、形状适宜的玻璃微电极，一般全细胞记录电极的阻抗为 2～5MΩ，尖端约 1μm。具体拉制参数与微电极拉制仪配置、玻璃毛细管参数和实验用途等因素有关。

（2）对玻璃微电极的尖端进行热抛光处理，使其变光滑以提高细胞封接的成功率。

（3）将玻璃微电极放入带盖的电极收纳盒中，防尘防撞断。

（4）电极使用前，用电极加液器向玻璃微电极中灌注电极内液，并轻轻弹掉液体中的气泡。

3. 实验样本制备

（1）使用适当的方法将实验动物麻醉并处死，然后立即剥离其大脑组织放入预冷的切片液中。

（2）振动切片机的切片槽中充满预冷的 95%O_2＋5%CO_2 混合气饱和的切片液。

（3）将所需组织块粘贴在样品托上，然后将样品托固定在切片槽中。设置合适的切片速度和振动频率，将组织切成 150～300μm 的切片。

（4）组织切片室温孵育 1h。

4. 系统准备

（1）打开电脑、放大器、采集卡、倒置显微镜、监视器和微操纵器。

（2）开启程序膜片钳软件，新建数据文档。

5. 细胞选择

（1）用塑料吸管吸取一片脑组织片转移至膜片钳系统的样品槽中并用压片网固定，样品槽中持续灌注用 95%O_2＋5%CO_2 混合气饱和的细胞外液。

（2）在显微镜下观察细胞状态并选择目标细胞。健康的细胞在显微镜下应呈现以下特征：细胞膜光滑无毛刺感，无明显空泡和颗粒；表面均匀，色泽发亮和透明，可见细胞核；周围有光晕，立体感强。

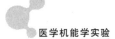

6. 封接

（1）在低倍普通物镜下找到目标细胞区域，移动显微镜将目标细胞区域移到视野中央位置。

（2）在高倍水镜下找到目标细胞，并将细胞移动到视野中央位置，之后上升物镜以方便后续操作。

（3）将灌注电极内液的玻璃微电极连接在前置放大器的夹持器上，同时地线应放入样品槽的浴液中。

（4）玻璃微电极内施加一定正压入浴液，通过微操纵器调节玻璃电极位置，使其尖端到视野中央。

（5）一边下调显微镜物镜一边调节电极，待电极尖端接近细胞时停止下调。电极入水后调节放大器上的调零旋钮以保证电流方波基线归零。

（6）当观察到电极尖端处细胞膜出现浅凹陷时（电极尖端接触到细胞），撤除正压并轻施负压。封接电阻值增长至千兆欧以上即可完成封接。此时软件窗口显示两个一正一负尖脉冲。

（7）调节快电容补偿按钮将补偿快电容电流掉，并再次补偿液接电位。在电压钳模式下设置钳制电位在 -70mV 左右，选择全细胞模式。

7. 破膜

（1）给予合适负压或使用 ZAP 电击破膜，形成全细胞模式。将要破膜时可见基线上下浮动，破膜后可见基线前后有两个较大的慢电容电流。

（2）若漏电流小于 20pA，调节慢电容与快电容补偿按钮，补偿慢电容电流。若漏电流超过 50pA，则重新挑选细胞。

（3）观察破膜电阻 Rm 和串联电阻 Ra，记录膜电容值。设置滤波频率为 3.9kHz，采样频率为 25～50kHz。

五、实验项目

1. 记录兴奋性突触后电流（EPSC），然后用微量进样器将配置好的药物［如 AMPA 受体拮抗剂二羟基喹酮（NBQX）］施加到脑片上，记录电流的变化。

2. 对记录的数据进行统计分析和可视化展示。

六、注意事项

1. 电极内液和细胞浴液需按配方规范配置，保证液体渗透压和 pH 值在正常范围。

2. 根据实验目的确定玻璃电极的拉制参数，其中全细胞记录通常采用阻抗 2～5MΩ 的电极，单通道记录采用阻抗 5～20MΩ 的电极。

3. 膜片钳技术还可用于急性分离细胞、原代培养细胞和在体实验动物的记录。前者样本准备的关键步骤包括组织分离、细胞消化、细胞培养和细胞玻片制作等。后者的关键在于如何让电极接近细胞，目前主要有盲插钳制和定位钳制两种方法。

4. 动物样本组织取材和切片时需要快、准、柔，有利于保持细胞活性。

5. 记录前检查各个设备接地良好，避免电磁干扰。

6. 实验后用超纯水清洗孵育槽和液体管路等，避免盐溶液结晶。

7. 遵守实验室安全操作规范，注意个人防护（佩戴手套、实验服等），正确处理化学品和生物样本，以及安全用电。

七、难点处理

规范配置试剂，严格控制实验条件，保证细胞活性。

八、思考题

1. 要保证细胞活性需要注意什么？
2. 达不到吉欧姆封接的原因是什么？
3. 如何排除电磁干扰对信号采集的影响？

实验 5-2 在体动作电位记录

一、实验原理

动作电位是可兴奋细胞在受到刺激时在静息电位的基础上产生的可扩散的瞬间膜电位变化。其产生与离子的跨膜流动有关：在静息状态下，细胞膜电位大概为$-70mV$；当细胞兴奋时，膜上电压门控钠离子通道打开，Na^+顺浓度梯度内流，当去极化达到阈值时，形成动作电位的上升支；当达到Na^+的平衡电位时，钠离子通道失活，电压门控钾离子通道开放，K^+外流形成动作电位的下降支。

在体动作电位记录的基本操作是：①根据研究对象和需求选择适当的电极；②将电极置于目标组织或细胞附近，确保良好的电信号接触和稳定记录；③使用放大器和数据采集设备记录电信号，并进行滤波、放大和数字化处理；④对采集到的电信号进行分析和解释，提取感兴趣的信息。动作电位记录实验技术能够提供详细的神经元电活动信息，帮助研究人员理解神经元的兴奋性、传导特性以及神经网络的功能。它在神经科学、生物医学研究和药物开发领域中得到广泛应用，为研究神经递质、疾病机制以及评估药物对神经元功能的影响提供重要的实验手段。

二、实验对象

2～4 月龄雄性 C57BL/6J 小鼠。

三、实验药品和器材

金属电极丝，电极板，硅管，银丝，电焊台，焊锡条，热风枪，电镀装置，金溶液，电极制备专用手术器材，1%戊巴比妥钠，生理盐水（0.9%NaCl）红霉素眼膏，生物信号放大器，模数转换器，电脑工作站，防震台，屏蔽笼，立体定位仪，小鼠适配器，微操纵器，电刺激隔离器，颅骨钻，手术器材等。

四、实验方法与步骤

1. 电极制作

（1）取一段电极丝两次对折，借助绞线器将电极丝绞合成一根四电极。热风枪加热电极丝的绝缘层使其融合，注意控制温度和加热时间不能使电极丝间短路。取下并修剪四电极，使其上端绞合在一起，下端有四个分叉。用酒精灯烧掉下端分叉末梢的绝缘层。重复以上步骤做 4 根四电极。

（2）将 4 根合适尺寸的硅管固定于电极驱动器上，每根硅管中分别穿入一根四电极。

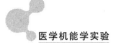

（3）将电极丝尾端暴露绝缘层的位置焊接在电极板对应的焊点上。另外将一根银丝焊在参比通道的焊点上。

（4）将四电极与硅管粘在一起，用剪刀将 4 根四电极的尖端修剪整齐。

（5）通过镀金装置测定每根电极丝的阻抗，并在电极尖端镀金修饰。

2. 动物手术

（1）实验动物腹腔注射戊巴比妥钠麻醉后，剔除目标位置的毛并将其固定于小鼠适配器和立体定位仪上。

（2）生理盐水清洗伤口和颅骨后，进行脑立体调平、目标脑区定位和颅骨钻孔，具体方法见实验 5-4。

3. 动作电位记录

（1）依次打开放大器、模数转换器和电脑电源开关。打开记录软件并新建实验。一般设置采样频率 10000Hz，放大倍数 1000 倍，高频滤波。

（2）将微操纵器的电极夹持器固定在立体定位仪的臂上，调节立体定位仪使多通道金属电极的尖端靠近目标组织表面。将微操纵器的示数归零。

（3）点击记录软件的信号采集按钮。之后匀速旋转微操纵器的手轮，将电极丝扎进脑组织中。待电极尖端接近目标脑区后，减缓下电极的速度，同时注意观察采集的电信号。待出现稳定、信噪比高的动作电位信号时，开始采集电信号。

4. 记录位点核定

（1）记录完成后，用隔离器向记录电极处施加直流电流来标记记录位点。

（2）进行心脏灌注（方法见实验 5-5）、组织学染色（方法见实验 5-9）和脑片成像以核定记录位点。

五、实验项目

1. 记录基线和刺激（如足底电刺激、药物注射等）条件下的动作电位信号。

2. 比较刺激前后细胞放电率的变化。

3. 绘制热图和直方图以展示实验结果。

六、注意事项

1. 常用的电极类型包括玻璃微电极和金属微电极。前者可用于细胞内记录，而后者通常用于细胞外记录。根据实验需求和具体情况，选择适当的电极类型和尺寸参数。

2. 动物手术及电极插入时需要使用显微操作，以避免电极撞到颅骨造成弯折或损坏。

3. 记录时，关闭不必要的电器，将放大器和采集卡接地，以减少交流电对记录信号的干扰。

4. 遵守实验室安全操作规范，注意个人防护（佩戴手套、实验服等）、正确处理化学品和生物样本，以及安全用电。

七、难点处理

应避免造成电极污染和弯折，影响电极植入和信号采集。

八、思考题

1. 为什么要进行电极修饰？

2.电极植入时应注意什么?

3.动作电位和局部场电位有什么不同?

实验 5-3 肌张力实验

一、实验原理

肌张力实验是一种用于研究肌肉收缩和力学性质的实验方法。通过测量肌肉在受到外部刺激时产生的张力水平,可以了解肌肉的收缩能力、力度以及肌肉与神经系统的相互作用。

肌张力实验的原理和步骤如下:①选择合适的肌肉组织或肌原纤维,如动物骨骼肌、平滑肌或心肌,制备肌肉组织样本;②将肌肉组织固定在一个稳定的支架上,并与生物信号采集系统连接起来;③施加外部刺激,如电刺激、化学刺激或机械刺激,以引发肌肉收缩;④记录和测量肌肉的最大收缩力、持续时间、弛缓期等参数;⑤处理数据并绘制肌肉收缩曲线。通过肌张力实验,可以研究肌肉的力学特性、收缩能力、疲劳性质,以及其与神经系统的相互作用。此外,该实验可用于评估某些疾病状态下肌肉功能的改变,如肌肉萎缩、运动障碍等。这种实验方法为研究肌肉生理学和病理生理学提供了重要的数据和见解。

二、实验对象

青蛙或蟾蜍。

三、实验药品和器材

任氏液,张力换能器,生物电信号放大器,模数转换器,电脑工作站,刺激电极,引导电极,导线,支架,夹具,手术器械等。

四、实验方法与步骤

1. 仪器和试剂准备

(1)检查实验器材和仪器是否完好,并校准张力换能器。

(2)准备所需的药品和溶液,并按照实验方案准备好不同浓度的药物。

2. 组织样本准备

(1)通过手术获取目标肌肉组织或肌原纤维,如蛙坐骨神经腓肠肌组织。

(2)将取得的肌肉或肌原纤维固定于支架上,并使肌肉的一个端点固定,另一个端点与张力换能器的硬弹片相连。适当调节支架使肌肉处于轻度拉长状态。

(3)将两根引导电极与肌肉表面连接起来,引导电极间隔 5mm 左右,用浸有任氏液的细棉条包裹。

(4)将刺激电极放置于肌肉组织上。刺激脉冲由生物信号采集处理系统控制。

五、实验项目

1.施加一系列强度值的电刺激(由小到大),找到引起肌肉收缩的阈强度和最大刺激强度,绘制不同刺激强度和肌肉收缩张力的关系曲线。

2.选用最大刺激强度,依次施加不同频率(如 1Hz、2Hz、4Hz、8Hz、12Hz、16Hz)的电刺激,记录刺激频率和肌肉收缩张力,绘制刺激频率和肌肉收缩张力的关系曲线。

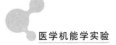

六、注意事项

1. 取样时要注意正确的操作和处理过程，遵循无菌操作规范和合适的解剖技术。

2. 肌肉组织对温度敏感，应尽量保持实验环境温度稳定和恒定。可使用恒温水浴、恒温箱或温控平台等设备控制温度。

3. 根据实验目的和研究问题，选择适当的刺激强度和频率，应先进行预实验确定合适的刺激参数。

4. 如果使用药物进行实验干预，要注意合适的药物浓度和添加方式，遵循正确的药物搭配、配制和处理流程。

七、难点处理

样本制备和记录过程中要适时滴加任氏液，以防样本干燥而丧失生理活性。

八、思考题

1. 为什么在一定范围内增加刺激强度，肌肉收缩能力增加？

2. 为什么增加刺激频率，肌肉收缩能力增加？

3. 强直收缩的机制是什么？

实验 5-4　神经环路示踪

一、实验原理

工具病毒示踪（virus-based tracing）是一种用于研究神经环路解剖结构的实验方法。其原理是对病毒进入细胞的类型和方式或病毒在神经网络中传播的方向等进行筛选和改造，并在病毒的基因组中插入外源基因（如荧光蛋白），通过病毒的感染、复制和传播的过程，使得外源基因能够在细胞中表达。近年来，一系列工具病毒被改造并应用于神经环路解析中。相比于传统的示踪剂，工具病毒在神经环路的结构解析中有如下优势：①可实现跨突触传播；②跨突触的方向可控，可特异地进行顺行或逆行标记；③可实现特定类型或特定投射特性的神经网络示踪；④跨突触后信号不会发生衰减；⑤可实现神经通路的可视化。工具病毒示踪已逐渐成为研究神经环路解析的必备工具之一。

二、实验对象

2～4 月龄 C57BL/6J 小鼠，雌雄不限。

三、实验药品和器材

AAV，1% 戊巴比妥钠，75% 乙醇，碘伏溶液，石蜡油，红霉素眼膏，三维立体定位仪，小鼠适配器，体视显微镜，冷光源手术灯，高速颅骨钻，动物剃毛器，电子天平，手术器械，一次性注射器，电极拉制仪，玻璃毛细管，热熔胶枪和胶条，10μl 微量注射针，微量立体注射泵，掌上离心机，移液枪，灭菌枪头，动物体温加热垫等。

四、实验方法与步骤

1. 注射针的制作

（1）玻璃电极拉制：用微电极拉制仪将玻璃毛细管拉制成长度适宜的玻璃电极，电极

尖端的开口一般 $10\mu m$ 左右。

（2）注射针制作：将 $10\mu l$ 微量注射针和玻璃电极中均灌满石蜡油，注意排出其中的气泡。之后将微量注射针的针端插入玻璃电极内，用热熔枪将接口处密封连接起来。

（3）固定注射针：待热熔胶凝固后，将注射针固定于微量注射泵的泵头上，并将微量注射泵的泵头固定于立体定位仪的数显臂上。

2. 动物手术

（1）实验动物称重后，采用戊巴比妥钠腹腔注射麻醉实验动物。

（2）剔除动物手术部位的毛，并固定于适配器和立体定位仪上。动物的眼睛处涂抹红霉素眼膏以防光照刺激引起不适。

（3）剪开手术部位的皮肤，伤口用生理盐水清洁并用碘伏溶液消毒。

3. 立体定位

（1）实验动物颅骨调平。具体方法：调节立体定位仪的数显臂使其带动微量注射针的玻璃电极尖端恰好接触颅骨上的前囟表面，将数显臂的三维坐标全部调零，调节适配器中耳杆的高度使颅骨上左右旁开相同的位置处的颅骨高度基本一致（相差不超过 0.03mm），调节适配器的鼻夹高度使前囟和后囟处的颅骨高度基本一致（相差不超过 0.03mm）。

（2）待颅骨调平后，移动微量注射针的玻璃电极尖端使其接触颅骨上的前囟表面，将数显臂的三维坐标全部调零，以此位置为三维立体定位的原点。

（3）将微量注射针的玻璃电极尖端移动到目标脑区的颅骨上方（脑区的坐标参照小鼠脑图谱），小心地用颅骨钻在目标脑区的颅骨处钻一个小孔以暴露硬脑膜。

4. 病毒注射

（1）借助微量进样针进行工具病毒的定量注射，注射时通过微量注射泵控制注射体积和注射速度（一般 30nl/min）。

（2）病毒注射后，将微量进样针停留在目标区域约 10min，以减少病毒沿针道的扩散。

（3）病毒注射完成后，利用缝合线将实验动物头部的伤口缝合，伤口用 75％酒精消毒。

5. 脑片制备和成像

（1）病毒表达一定时间后，麻醉实验动物并进行心脏灌注。详细步骤见实验5-5。

（2）制备脑切片样本，进行组织学染色。详细步骤见实验5-9。

（3）用荧光显微镜成像。

五、实验项目

1. 标记小鼠特定脑区（如海马、伏隔核等）的输入网络。
2. 借助 Image J 软件的细胞计数插件对组织切片中标记的细胞进行计数。
3. 分析标记细胞的分布模式。

六、注意事项

1. 实验中所有的手术器械均用 75％酒精消毒，手术伤口用碘伏溶液或 75％酒精消毒，避免感染。

2. 工具病毒分装后保存于 -80℃冰箱中，避免反复冻融。实验时取出并短暂保存于 4℃冰箱待用。

3. 注射不同病毒需要更换不同玻璃电极，避免交叉污染。

4. 病毒注射前，需要用手术脱脂棉蘸取生理盐水，小心擦拭注射电极的尖端，避免针

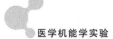

道污染。

5.病毒吸取和注射过程中，需要观察病毒与石蜡油界面的变化，确定病毒注射进度。

6.病毒表达特定时间（一般 AAV 表达 1 个月或以上，RV、PRV 和 HSV 实验根据实验需求和动物状态确定时间）后进行心脏灌注。RV、PRV 和 HSV 等嗜神经工具病毒的注射和后期实验动物的心脏灌注需要在生物安全二级实验室中完成。

7.实验人员需遵循实验室安全操作规范，注意个人防护和废物处理。

七、难点处理

实验中要留意病毒吸取和注射情况，确保病毒成功注射，并避免将石蜡油注射进去。

八、思考题

1.如何提高立体定位注射的准确性？
2.注射一段时间后没有观察到病毒表达可能是什么问题？
3.若注射针的密封性不好，会有什么影响？

实验 5-5　心脏灌注

一、实验原理

啮齿动物的心脏灌流是一项常规的动物实验技术，它是免疫染色、原位杂交等实验的前置步骤，用于研究大脑、心血管系统以及药物作用等。其基本原理是通过手术暴露实验动物的心脏，将输液针插入心脏的血管或腔室，依次灌注磷酸盐缓冲溶液（PBS）和多聚甲醛固定液（PFA）。PBS 溶液用于替换循环系统中的血液，而多聚甲醛交联蛋白质和 DNA 分子，具有保护组织和细胞结构的作用。

二、实验对象

$2\sim4$ 月龄 C57BL/6J 小鼠，雌雄不限。

三、实验药品和器材

1%戊巴比妥钠，NaCl，KCl，KH_2PO_4，$Na_2HPO_4 \cdot 12H_2O$，多聚甲醛，蔗糖，双蒸水，乙二醇，丙三醇，磁力搅拌器，磁子，量筒，玻璃棒，带盖储液瓶，塑料离心管，电子天平，手术器械，一次性注射器，蠕动泵，输液器，冰冻切片机，OCT 包埋剂，24 孔板，划线笔，$-20℃$ 冰箱等。

四、实验方法与步骤

1. 溶液配制

（1）0.01mol/L 磷酸盐缓冲溶液（PBS）：称取 8.0g NaCl、0.2g KCl、0.24g KH_2PO_4 和 3.63g $Na_2HPO_4 \cdot 12H_2O$ 溶于 800ml 双蒸水中，调节 pH 值至 $7.2\sim7.4$，并定容至 1L。

（2）4% 多聚甲醛固定液（PFA）：称取 40g 多聚甲醛溶于 1L 0.01mol/L PBS 溶液。

（3）0.3g/ml 蔗糖溶液：称取 30g 蔗糖溶于 0.01mol/L PBS 溶液，并定容至 100ml。

（4）防冻液：量取 100ml 丙三醇（甘油）、150ml 乙二醇、250ml 0.01mol/L PBS 溶

液，混匀。

2. 心脏灌注

（1）腹腔注射戊巴比妥钠（100mg/kg）使小鼠深度麻醉。

（2）将小鼠腹部朝上，四肢展开，固定于操作台上。剪开小鼠胸部肌肉和肋骨，以暴露胸腔。

（3）从心尖向左心室方向插入输液针头，剪破右心耳，打开蠕动泵用 0.01mol/L PBS 溶液进行心脏灌注。可以观察到灌注开始时大量血液从小鼠右心耳流出，一段时间后流出液体变得透明。

（4）5min 后将灌注溶液更换为 4%PFA 溶液，继续灌注 3～5min 至小鼠全身僵直后，停止灌注。

（5）剪下鼠脑，小心剥去其头皮组织、颅骨和硬脑膜后，获得脑组织。

（6）将脑组织转移至 4%PFA 溶液中，4℃条件下后固定 12h。

（7）将脑组织转移至 0.3g/ml 蔗糖溶液中脱水约 48h。

五、实验项目

1. 练习小鼠心脏灌注。
2. 获取完整的脑组织，并进行后固定和沉糖。

六、注意事项

1. PBS 灌注量约 30ml，PFA 灌注量约 20ml，灌注时应保持匀速。
2. 心脏灌注时应避免将气泡推入小鼠体内，否则可能堵塞血管、影响灌流效果。

七、难点处理

灌注时应注意操作要稳、准，不要损伤心脏和相关血管。

八、思考题

1. 心脏灌注的原理是什么？
2. 蔗糖溶液脱水的原理是什么？

实验 5-6 光遗传学实验

一、实验原理

光遗传学（optogenetics）是指结合光学与遗传学手段，精确控制特定神经元活动的技术。该技术利用基因操作技术手段，将外源光敏感蛋白基因导入活细胞，使光敏感通道蛋白在细胞膜结构上表达。通过特定波段的激光控制基因改造表达光敏离子通道的细胞，能够在数毫秒之内特异地开放某些离子通道，引起细胞的激活或抑制。常用的激活神经元的光敏感通道蛋白主要是非选择性阳离子通道蛋白 ChR_2（channelrhodopsin-2）及其变体。光遗传技术也能用于抑制神经元活动，相关的光敏感蛋白有氯离子通道蛋白 GtACR1（guillardia theta anion channel rhodopsin 1）、氯离子泵蛋白 NpHR（halorhodopsin）和质子泵蛋白 Arch（archaerhodopsin）等。相比于传统的电刺激和药理学手段，光遗传学技术具有高时空分辨率、高特异性以及轴突投射选择性，已成为当前神经网络研究的主流技术之一。

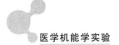

二、实验对象

2～4月龄雄性C57BL/6J小鼠。

三、实验药品和器材

光遗传激活病毒（如rAAV2/9-CaMKII-ChR2-mCherry），光遗传抑制病毒（如rAAV2/9-CaMKII-GtACR1-mCherry），对照病毒（rAAV2/9-CaMKII-mCherry），1%戊巴比妥钠，75%酒精，无水乙醇，石蜡油，0.2g/kg头孢溶液，三维立体定位仪，小鼠适配器，体视显微镜，冷光源手术灯，高速颅骨钻，动物剃毛器，电子天平，光纤夹持器，手术器械，一次性注射器，电极拉制仪，玻璃毛细管，热熔胶枪和胶条，10μl微量进样器，微量注射泵，掌上离心机，动物体温加热垫，蓝光激光器，黄光激光器，刺激发生器，陶瓷插芯，跳线，光纤旋转耦合器，光功率计等。

四、实验方法与步骤

1. 注射针的制作

注射针的制作方法见实验5-4。

2. 动物手术和工具病毒注射

动物手术和工具病毒注射方法见实验5-4。

3. 陶瓷插针埋置

（1）螺钉加固：在动物颅骨旋入2～3个不锈钢螺钉以增强光纤埋植的稳固性。

（2）陶瓷插针：将陶瓷插针固定在光纤夹持器尖端，并将光纤夹持器固定在立体定位仪的臂上。定位后将陶瓷插针植入病毒注射位点上方300μm左右。

（3）胶水固定：用胶水（1454瞬干胶和牙科水泥）固定陶瓷插芯和螺钉，暴露的颅骨部分也均匀涂上胶水。

4. 功能测试

（1）动物安抚：待病毒表达3周后开始光遗传实验。实验前两天，每天抚触实验动物，减少动物对抓取操作的应激反应。

（2）仪器准备：用光纤旋转耦合器将两根光纤跳线连接起来，其中一根跳线的另一端连在激光器的光出口上。用光功率计测试跳线端口的光功率强度，并根据实验需求在激光器上设置刺激脉冲的参数。

（3）将光纤跳线和动物头上的陶瓷插针连接起来。之后将动物放入行为盒中，通过刺激发生器控制激光器给光，并同步采集行为视频。

五、实验项目

1. 光遗传调控特定脑区（如海马、伏隔核、下丘脑等）的神经元，采集实验动物在特定行为范式（如学习记忆、情绪偏好、进食等）中的行为视频。

2. 分析刺激对相应行为学指标的影响。

六、注意事项

1. 应重视实验中手术器械消毒、颅骨消毒等环节，手术后也可给实验动物腹腔注射头孢溶液，以防手术感染。

2.动物手术特别是颅骨钻孔时应小心，避免损坏脑组织或引起大量出血。

3.光刺激参数的选择与光敏感蛋白质类型、病毒滴度和批次、细胞类型等多种因素有关。

4.遵循激光安全操作指南，避免激光直接照射眼睛。

5.调整光源的波长、光强度和持续时间，以确保其与目标生物体的相容性和可逆性。值得注意的是，使用过高的光强度可能会导致非预期的副作用或损伤。

6.为了验证光遗传学实验的效果，建议设置适当的对照组来比较和分析结果。对照组应尽量保持与实验组在其他条件下的一致性。

七、难点处理

光刺激不可避免地对大脑组织进行加热，这种光热效应会抑制神经元放电，因而需谨慎选择光刺激参数并设置对照组。

八、思考题

1.光遗传激活实验中如何选择合适的光刺激频率？

2.光刺激的强度过大对实验结果有什么影响？

实验 5-7　细胞培养

一、实验原理

细胞培养（cell culture）是一种重要的生物学实验技术，通过在体外培养环境中维持和繁殖活体细胞，以研究细胞的行为、功能和相互作用。通常可以通过酶或机械方法解离动物或植物组织获取细胞，或者取已建立的细胞系或细胞株。细胞培养的基本原理是提供合适的培养基、细胞外基质以及恒定的培养条件，使细胞可以在体外继续生长、分裂和表达其特定的功能。其基本操作包括细胞分离、细胞培养、细胞观察和维护，以及细胞传代。定期观察细胞的形态和特征、更换培养基、并进行细胞传代，可以保证细胞的正常生长和扩增。细胞培养技术为我们深入了解细胞生物学和疾病机制提供了有力工具，并为新药物的筛选和治疗方法的发展提供了重要支持。它在医学研究、药物筛选、组织工程和生物技术等领域中得到广泛应用。

二、实验对象

细胞系。

三、实验药品和溶液

DMEM 培养基，抗生素/抗菌剂，蛋白酶抑制剂，细胞因子/生长因子，胰蛋白酶，甘露醇，0.01mol/L PBS 缓冲液，双蒸水，培养箱/CO_2 培养箱，显微镜，离心机，培养皿，培养瓶，96 孔板，移液管，离心管，无菌滤器，吸头等。

四、实验方法与步骤

1. 准备工作

（1）超净工作台紫外消毒灭菌 30min。

（2）准备好高压蒸汽灭菌处理的培养皿、培养瓶、离心管等培养器具，或直接购买一

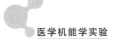

次性无菌培养器具。

（3）准备好无菌的培养基、血清、抗生素等所需试剂。

2. 细胞接种

（1）取出保存有细胞的培养管或冻存管，将细胞悬浮液从管中转移至无菌离心管中。在显微镜下观察细胞的形态和数量，确保细胞的活性良好。

（2）将一定量的细胞悬浮液加入到盛有培养基培养皿中。一般来说，接种的细胞密度为 1×10^4 至 1×10^6 个细胞/ml。轻轻摇晃或旋转培养皿，使细胞均匀地附着在培养皿表面上。

（3）将培养皿放入恒温培养箱或孵化箱中，设定适当的温度、CO_2 浓度和湿度等条件，提供细胞生长所需的环境。一般温度设定为 37℃。对于哺乳动物细胞，CO_2 浓度需调整到 5%。

3. 细胞培养

（1）每一天或每两天更换一次培养基，以保持细胞足够的营养和适宜的环境。具体方法为：使用无菌的移液器吸取并弃去培养皿中的旧培养基，小心地向培养皿中加入新鲜的预热培养基，并轻轻摇晃或旋转培养皿，使新鲜的培养基均匀分布在整个培养皿表面上。

（2）更换培养基后，将培养皿放回恒温培养箱继续进行细胞培养。

（3）定期观察细胞的形态、增殖程度、细胞层的覆盖率等参数，评估细胞的生长质量。

4. 细胞传代

（1）吸取并弃去培养皿中的旧培养基和细胞剩余物，用无菌 PBS 溶液或细胞培养级别的消化酶轻轻冲洗细胞表面，去除细胞外的残留物。

（2）根据细胞的黏附性或可离解性，选择合适的方法将细胞分离出来。对于黏附性细胞，可以使用胰蛋白酶等消化酶进行细胞解聚；对于可离解性细胞，可以使用离心或其他适当的方法进行细胞分离。

（3）将分离的细胞用新鲜培养基稀释到适当的浓度。浓度的选择应根据细胞类型和传代倍数进行调整，一般来说，通常使用 1∶2 至 1∶4 的倍数稀释。

（4）将稀释后的细胞悬液均匀地加入盛有新鲜培养基的新培养皿中。轻轻摇晃或旋转培养皿，使细胞均匀分布在培养皿的表面上。

（5）将培养皿放回细胞培养箱中培养。

5. 细胞药理实验

（1）将待测试的药物添加到细胞培养皿中，按照预定浓度和时间进行处理。同时设立阴性对照和阳性对照组，排除溶剂对细胞的潜在影响。

（2）使用细胞存活与毒性检测方法（如 MTT 法、细胞计数、荧光染色等）评估药物对细胞存活率的影响。

（3）通过 DNA 断裂检测、荧光染色或流式细胞术等方法研究药物对细胞凋亡的影响。通过细胞周期分析研究药物对细胞周期的影响。

（4）通过蛋白质印迹、实时 PCR、免疫组化等技术检测相关蛋白质或基因表达的变化，进一步了解药物对细胞的作用机制。

6. 结果记录与分析

记录实验过程中细胞形态的变化，分析细胞药理学实验结果。

五、实验项目

1. 记录实验过程中细胞形态变化和生长曲线。

2. 分析药效评估实验的结果。

六、注意事项

1. 细胞培养必须在无菌条件下进行，以防止外源性污染。在实验过程中要注意使用无菌器具和培养基，并采用严格的无菌操作技术，如消毒操作台面、戴无菌手套等。

2. 培养基需根据细胞系的要求合理配置。同时要注意培养基的冷藏温度和有效日期，避免使用过期或异常的培养基。

3. 了解并控制细胞的适当密度和传代次数。过高或过低的细胞密度会影响细胞生长和实验结果。一般来说，细胞生长到达80％～90％的覆盖率时，需要更换培养基进行细胞传代，以避免细胞过度增殖和资源耗尽。

4. 细胞在培养过程中的活性状态随时间的推移而变化。因此，需合理设计细胞实验的时长和采样点等，以获取准确可靠的结果。

七、难点处理

细胞培养过程中应注意防止微生物污染，做好器皿和环境消毒、支原体清除等工作。

八、思考题

1. 细胞体内外培养的差别是什么？
2. 细胞生长速度缓慢可能是什么原因？

实验 5-8 RT-PCR 实验

一、实验原理

反转录聚合酶链反应（reverse transcription-polymerase chain reaction，RT-PCR）是一种常用的分子生物学技术，是 RNA 的反转录（RT）和 cDNA 的聚合酶链式扩增（PCR）的结合。RT-PCR 的基本步骤：①使用反转录酶以 RNA 为模板转录成互补的 DNA（cDNA）；②使用 DNA 聚合酶对 cDNA 进行 PCR 扩增，通过 Oligo（dT）或随机引物在目标序列的两端引导扩增生成大量的 DNA 片段；③通过凝胶电泳或其他手段对 PCR 产物进行分析，确定目标基因的扩增情况。RT-PCR 技术灵敏且用途广泛，可用于检测细胞中基因表达水平和 RNA 病毒含量，或直接克隆目标基因的 cDNA 序列，在生物医学研究和临床诊断中发挥重要作用。

二、实验对象

剪碎的新鲜组织块或培养的细胞。

三、实验药品和器材

Trizol，氯仿，异丙醇，Oligo dT 反转录引物，PCR 上下游引物，AMV 反转录酶，Taq 聚合酶，脱氧核糖核苷酸混合物（dNTPs，包含等量 dATP、dCTP、dGTP 和 dTTP），RNA 酶抑制剂，RT 缓冲液，PCR 缓冲液，电泳缓冲液，琼脂糖，溴酚蓝指示剂，焦磷酸二乙酯 DEPC，双蒸水，乙醇，离心机，分光光度计，热循环仪（PCR 仪），恒温水浴锅，冰盒，PH 计，微量移液枪，凝胶电泳装置，紫外光照射器，离心管，PCR 管，滤膜，封口膜等。

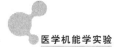

四、实验方法与步骤

1. RNA 提取

（1）50～100mg 剪碎的组织块或约 10^7 个细胞中加入 1ml 的 Trizol。对于组织样本，可用玻璃匀浆器抽打匀浆几分钟至组织完全破碎。对于细胞样本，可使用移液枪吹打或匀浆器破碎细胞。

（2）将样本转移至 1.5ml 离心管中并用移液枪吹打，之后置于冰上孵育 5min。

（3）样本离心（4℃，12000g，5min）后取上清液转移至 1.5ml 离心管中，管中加入 0.2ml 氯仿，振荡后置于冰上孵育 5min。

（4）样本离心（4℃，12000g，5min）后取上清液转移至 1.5ml 离心管中，管中加入 0.5ml 异丙醇，振荡后置于冰上孵育 5min。

（5）样本离心（4℃，12000g，5min）后弃去上清液，管中加入 1ml 75％乙醇，振荡。

（6）样本离心（4℃，7500g，5min）后，弃去上清液，室温放置至澄清。

（7）样本管中加入 $100\mu l$ DEPC 处理水以溶解 RNA。

（8）取适量样本通过 RNA 变性电泳观察 18S、28S 条带，用分光光度计检测 260/280 吸光度比值，计算 RNA 浓度分光光度计检测 260/280 吸光度比值，检测 RNA 的量和完整性。

（9）RNA 保存于液氮或低温冰箱中。

2. 反转录反应

（1）反转录反应第一步：65℃，15min。所需试剂详见表 5-1。

表 5-1　反转录第一步所需试剂及用量

试剂	体积
RNA 提取物	$5\mu l$
随机引物	$2\mu l$
RNase 抑制剂	$0.5\mu l$

（2）冰浴冷却。

（3）反转录反应第二步：42℃，60min。所需试剂详见表 5-2。

表 5-2　反转录第二步所需试剂及用量

试剂	体积
RNase 抑制剂	$0.5\mu l$
10mmol/L dNTPs	$1\mu l$
5×RT 缓冲液（含 Mg^{2+}）	$4\mu l$
AMV 反转录酶	$3\mu l$

（4）灭活反转录酶，使 RNA-cDNA 杂交体变性：94℃，5～10min。

（5）冰浴 5min。

3. PCR 扩增反应

（1）在反应管中加入表 5-3 中试剂并混匀。

表 5-3　PCR 扩增所需试剂及用量

试剂	体积
cDNA 模板	$0.5\mu l$
10mmol/L dNTPs	$0.5\mu l$
$10\times$PCR 缓冲液（含 Mg^{2+}）	$2\mu l$
$5U/\mu l$ Taq 聚合酶	$0.2\mu l$
$50\mu mol/L$ 上下游引物	各 $0.5\mu l$
双蒸水	补至 $20\ \mu l$

（2）初始变性步骤（94℃，5min）。

（3）循环反应步骤，35 个循环（变性：94℃，1min。引物结合：退火温度60℃，50s。聚合：72℃，1min）。

（4）终止步骤（72℃，5min）。

（5）保持 4℃。

4. 产物电泳和结果分析

（1）制备 1% 的琼脂糖凝胶后灌胶。

（2）取 $5\mu l$ PCR 扩增产物混合 $0.5\mu l$ 溴酚蓝指示剂，之后点样。

（3）电泳后利用紫外光照射器显影拍照。

五、实验项目

1. 取剪碎的新鲜组织块或培养的细胞进行 RT-PCR 反应和扩增。

2. 比较 PCR 产物的大小和相对强度，对目标基因进行定量和定性分析。

六、注意事项

1. RT-PCR 反应的温度与所用酶（RNA 反转录酶、DNA 聚合酶）的类型有关，如 AMV 要求的反转录温度为 42℃，而莫洛尼鼠白血病病毒反转录酶要求 37℃。

2. RT-PCR 反应的温度和时间还与样本和试剂浓度等因素有关，需要根据条件调整优化。

3. 反转录合成 cDNA 的关键之一是避免 RNA 酶污染。为防污染，试剂需用 RNase-free 水配制，反应体系中需加入一定量 RNase 抑制剂，实验器皿需高压灭菌处理或 RNase 抑制剂处理，操作台和仪器设备需定期清洁，实验人员需佩戴一次性手套和口罩。

4. 在反转录 RT 时，有 3 种引物可选择：Oligo dT、随机引物及基因特异性引物。Oligo dT 适用于具有 Poly(A) 尾端的 RNA 的全长反转录反应，在真核生物中是 mRNA。随机引物适用于 rRNA、mRNA 和 tRNA 等的反转录反应，特别适用于长的或具有发卡结构的 RNA。而基因特异性引物是根据目的序列设计的引物，适用于目的序列已知的情况。

5. 二价阳离子如 Mg^{2+} 对于反转录反应是必需的，通常设置其浓度在 $1.5\sim5mmol/L$。对于长片段 RNA，可以降低 Mg^{2+} 浓度以提高延伸的完整性；对于短片段 RNA，可以提高 Mg^{2+} 浓度以提高反转录的效率。

6. 为避免 RNA 降解，使用的组织样品应尽量新鲜，若取样后不能及时提取 RNA，样本应保存于液氮中。

7. 遵守实验室安全规定，佩戴个人防护装备，确保操作安全。

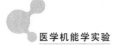

七、难点处理

本实验的难点在于避免 mRNA 降解：一方面最好用新鲜样品组织，或者低温保存的组织；另一方面要严格控制条件消除 RNA 酶的影响。

八、思考题

1. 扩增产物在电泳分析时没有条带或条带很浅可能是什么原因？
2. 扩增产物在电泳分析时产生非特异性条带可能是什么原因？

实验 5-9　免疫组织化学实验

一、实验原理

免疫组织化学（immunohistochemistry）又称免疫细胞化学，是一项常用的分子生物学技术，用于生理学和病理学研究。它是基于抗原抗体特异性结合的原理，通过组织化学的呈色反应使标记抗体的显色剂（如生物素、荧光素、酶、同位素、金属离子）显色来确定组织细胞内抗原（如蛋白质、多肽、酶、激素、受体、病原体），对其进行定位、定性和定量的研究。免疫组织化学具有特异性强、灵敏度高和定位准确等特点，广泛应用于生物学和医学研究中，如确定细胞类型、识别细胞产物、鉴定病变性质、确定肿瘤分期、探讨肿瘤起源或分化表型等。

二、实验对象

新鲜制备或-20℃保存的组织样本。

三、实验药品和器材

0.01mol/L PBS 溶液，Triton，血清蛋白，一抗，荧光二抗，DAPI 溶液，70％甘油，24 孔板，玻璃染缸，黏附载玻片，盖玻片，透明指甲油，移液枪，枪头等。

四、实验方法与步骤

1. 溶液配制

（1）PBS-Triton 溶液：将 0.03μl Triton 加入 10ml PBS 溶液中，混匀。

（2）1：4000 稀释的 DAPI 溶液：将 10μl DAPI 原液（5mg/ml）加入 40ml 0.01mol/L PBS 溶液中，混匀。

（3）70％甘油溶液：量取体积比 7：3 的甘油与 0.01mol/L PBS 溶液，混匀后采用超声法处理去除其中的气泡。

（4）抗体按一定比例稀释于 0.01mol/L PBS 溶液中，稀释比例参考抗体说明书并根据染色效果调整。

2. 组织切片制备

（1）取 4％PFA 固定和蔗糖溶液脱水后脑组织样本，切除其脊髓部分，并将切面修饰平整。

（2）将脑组织样本固定在切片底座上，并均匀涂上一层 OCT 包埋剂，确保包埋剂完全覆盖样本组织。

（3）待包埋剂完全凝固后开始切片，切片厚度 $40\mu m$。

（4）将获得的脑片按顺序依次放入盛有防冻液的 24 孔板。

3. 血清封闭

（1）将脑片置于 PBS 溶液中漂洗，室温摇床振荡 5min，3 次。

（2）将脑片置于含有 10％血清（驴血清、羊血清或牛血清）的 PBST 封闭液中，室温摇床振荡 1h。

4. 抗体孵育

（1）将脑片置于一抗溶液中，4℃孵育 24h。

（2）将脑片置于 PBS 溶液中漂洗，室温摇床振荡 5min，4 次。

（3）将脑片置于与一抗来源匹配的二抗溶液中，37℃孵育 1h。

5. 细胞核染色

（1）将脑片置于 DAPI 溶液中，室温摇床振荡 10min。

（2）将脑片置于 PBS 溶液中漂洗，室温摇床振荡 5min，4 次。

（3）将组织切片固定于黏附载玻片上，避光晾干。

6. 封片和成像

（1）玻片上滴加适量 70％甘油，盖上盖玻片并赶出多余液体进行封片，四周涂无色指甲油以防干片。

（2）用荧光显微镜成像。

五、实验项目

1. 进行细胞标识物和细胞核染色。

2. 对染色后的组织切片进行荧光成像。

六、注意事项

1. 血清孵育是为了封闭非特异性结合位点，防止一抗的非特异性结合造成假阳性。一般选择与二抗相同种属来源的封闭血清。

2. 选择抗体时应注意种属来源匹配的问题以避免出现交叉反应。首先根据抗体的种属反应性选择一抗，再选择针对一抗的二抗。如一抗是兔源的，那么二抗应选择抗兔的。

3. 二抗应与一抗的类别或亚型相匹配。多克隆抗体主要是 IgG 类，二抗应选择抗 IgG 抗体。针对 IgM 类单克隆一抗，二抗应选择抗 IgM 抗体；针对 IgG 或其某一亚型单克隆一体，二抗应选择抗 IgG 或专门针对这一亚型的抗体。由于 IgG 可以识别大多数免疫球蛋白，一抗类别不清楚时也可直接选择抗 IgG 抗体，但在双标或三标实验中应尽量选择针对性强的二抗以避免出现交叉反应。

4. 染色结果受抗体类型、抗体浓度、孵育时间、孵育温度和清洗程度等多种因素的影响。如抗体浓度过高、孵育时间过长可能造成显色过深，反之显色过浅。此外，蛋白质封闭不充分或样本清洗不充分可能造成非特异性显色。

5. 肝脏等组织中富含内源性生物素与过氧化物酶，可使用相关试剂进行封闭以减少非特异性染色。

6. 应避免组织切片过度干燥引起强背景干扰。

7. 注意抗体的保存温度，避免反复冻融。

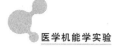
七、难点处理

选择合适的抗体、设置实验参数并根据实验结果优化方案。

八、思考题

1.若样本染色过深，该如何调整实验条件？

2.若样本染色过浅，该如何调整实验条件？

3.若样本染色不均，可能是什么原因？

实验 5-10 免疫印迹实验

一、实验原理

免疫印迹（immunoblotting），也称蛋白质印迹（Western blotting），是根据抗原抗体的特异性结合检测复杂样品中的某种蛋白质的方法。其基本流程是：①采用聚丙烯酰胺凝胶电泳（PAGE）分离样品蛋白质；②通过印迹技术把分离蛋白质原位、定量地转移到固相载体上，如 PVDF 尼龙膜或 NC 膜；③用脱脂奶粉或 BSA 溶液封闭，阻断膜上非特异性结合位点以减少背景信号；④用特异抗体（一抗）与 NC 膜上的靶抗原反应；⑤结合的抗体再与辣根过氧化物酶或碱性磷酸酶偶联的抗免疫球蛋白（二抗）进行反应；⑥通过酶与底物作用，产生发光或显色反应来检测靶抗原。免疫印迹法具有分析容量大、敏感度高、特异性强等优点，广泛用于蛋白质特性、表达与分布的检测，如组织抗原的定性定量检测、多肽分子的质量测定及病毒的抗体或抗原检测等。

二、实验对象

新鲜制备或−20℃保存的组织样本。

三、实验药品和器材

RIPA 裂解液，磷酸酶抑制剂，蛋白酶抑制剂，BCA 蛋白质定量试剂盒，聚丙烯酰胺凝胶电泳试剂，上样缓冲液，转膜缓冲液，溴酚蓝指示剂，5％脱脂奶粉，一抗和二抗，ECL 显影剂，TBS 缓冲液，TBST 缓冲液，生理盐水，双蒸水，碎冰，电泳仪，摇床，凝胶成像系统，研磨器，PVDF 尼龙膜和滤纸，EP 管，离心管，移液枪，烧杯，量筒，剪刀，镊子等。

四、实验方法与步骤

1.蛋白质样品制备

（1）向预冷的 RIPA 裂解液中加入一定量磷酸酶抑制剂和蛋白酶抑制剂。

（2）小鼠麻醉后断颈处死，小心剥离出大脑组织，用预冷的生理盐水冲洗组织表面血渍。将大脑组织置于冰上迅速分离出目标脑区，称重后放入 EP 管中，并干冰冻存。

（3）将目标组织样本和一定量预冷后的裂解液加入研磨器中匀浆处理。将样本匀浆液转移至 EP 管中并置于冰上裂解 30min，然后离心（4℃，12000g，10min）。

（4）取 2μl 上清采用 BCA 法检测样品浓度。

（5）其余上清分装后置于−80℃冰箱保存。

2. 蛋白质电泳和分离

（1）配制分离胶和浓缩胶。

（2）将电泳仪的薄、厚玻璃板下端对齐叠放在一起，之后夹紧并放在底架上，检测其是否漏液。

（3）将混匀的分离胶缓缓加入到玻璃板夹层中，直至距短玻璃板上沿约 1.5cm 处，之后加入双蒸水至短玻璃板上沿。

（4）放置大约 30min 使分离胶凝固。之后倒掉并用滤纸吸干水。

（5）将浓缩胶缓缓加入到玻璃板夹层中，之后小心插入梳齿。放置 30～50min 使浓缩胶凝固。

（6）将玻璃板夹放到电泳架上，倒入适当量的电泳液。

（7）小心拔出梳齿，用移液枪向各泳道中逐个加入检测样品，空白泳道用 1× 上样缓冲液补齐，并预留 1 个孔道加入 3～5μl 预染标识物。

（8）打开电泳仪的电源，首先恒压 60～80V 条件下电泳 20～30min 至溴酚蓝指示剂在浓缩胶和分离胶边界成为一条线，之后恒压 100～120V 条件下电泳约 60min 至溴酚蓝指示剂移至凝胶底部且标识物完全分开。

（9）关闭电源，小心取出凝胶，切掉凝胶多余部分。

3. 蛋白质转膜

（1）将凝胶、滤纸和海绵提前放入到转膜缓冲液中浸泡。

（2）PVDF 尼龙膜预先裁剪好并用甲醇激活。

（3）将 PVDF 膜覆盖在凝胶上，两侧依次覆盖三层滤纸和一个海绵垫子。充分排出气泡并夹紧夹板。夹板顺序依次为：夹子白板、海绵、三层滤纸、PVDF 膜、凝胶、三层滤纸、海绵和夹子黑板。按照胶黑膜白的方向，将夹好后的夹子放入转膜架。

（4）将夹板放入到电泳槽中，要使夹的黑面对槽的黑面，夹的白面对槽的红面。加入适当预冷的转膜缓冲液，加入冰袋。

（5）冰浴条件下，恒流 300mA 进行转膜。转膜时间与蛋白质分子大小和膜孔径大小等有关，需要根据实验需求设置。

（6）转膜完成后关闭仪器，检查转膜情况。

4. 抗体孵育

（1）用 1×TBST 清洗 PVDF 膜，摇床振荡 5min，3 次。

（2）将 PVDF 膜浸入含有（含 5％脱脂奶粉的 TBS 封闭液中，室温摇床振荡 1h。

（3）弃封闭液，将 PVDF 膜浸入一抗溶液中，4℃孵育过夜。阴性对照，以 1％BSA 取代一抗，其余步骤与实验组相同。

（4）回收一抗，用 1×TBST 清洗 PVDF 膜，摇床振荡 10min，3 次。

（5）将 PVDF 膜浸入二抗溶液中，37℃孵育 1h。

（6）弃二抗，用 1×TBST 清洗 PVDF 膜，摇床振荡 10min，3 次。

5. 靶蛋白检测

（1）借助 ECL 显影剂避光显影。基本步骤是：将转印膜放入发光工作液中孵育几十秒至一分钟，夹起膜放入洁净保鲜膜内并固定于 X 片暗盒内，然后于暗室中显影。

（2）利用凝胶成像系统对 PVDF 膜进行图像采集及数据分析。

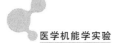
五、实验项目

1.检测组织样本中的特定蛋白质。

2.定量分析靶蛋白的浓度。

六、注意事项

1.若反应灵敏度不高，可增加凝胶的厚度，但不要超过 2mm，以免影响凝胶转移效率；也可在电泳条带不变形的前提下，提高蛋白质样品的上样量。

2.滤纸/凝胶/转印膜/滤纸夹层组合中不能存在气泡，以免影响转膜效率。

3.一抗与二抗的稀释度、作用时间和温度对检测不同的蛋白质要求不同，须经预实验确定最佳条件。

4.若出现非特异性的高背景，可延长清洗时间，适当降低抗体浓度，或缩短抗体孵育时间。

5.PVDF 膜较 NC 膜柔软、结实、灵敏度高，易于操作且蛋白质结合能力强；但是 PVDF 尼龙膜背景高，需要加强封闭。此外，甲醇处理 PVDF 尼龙膜可提高蛋白质在膜上的保留指数。

6.也可借助显色反应检测转印膜上靶蛋白信号。其步骤是：将转印膜放入二氨基联苯胺（DAB）显色剂中，避光显色至出现条带时放入双蒸水中终止反应。DAB 有潜在的致癌可能，操作时要小心仔细。

七、难点处理

选择合适的抗体、设置实验参数并根据实验结果优化方案。

八、思考题

1.检测结果中杂带较多可能是什么原因？

2.检测结果中无信号或显示信号弱可能是什么原因？

3.ECL 显色的原理是什么？

参考文献

[1] 杨战利，郭忠，张丽景. 医学机能学实验［M］. 北京：科学出版社. 2022.

[2] 黄德斌. 医学机能学实验［M］. 2 版. 北京：高等教育出版社，2023.

[3] 王庭槐. 生理学［M］. 9 版. 北京：人民卫生出版社，2020.

[4] 唐四元. 生理学［M］. 5 版. 北京：人民卫生出版社，2022.

[5] 薛冰. 医学机能学实验［M］. 3 版. 北京：科学出版社，2023.

[6] 杨宝峰，陈建国. 药理学［M］. 9 版. 北京：人民卫生出版社，2018.

[7] 杨光，和燕，文秀云. 药理学实训指导与习题集［M］. 北京：中国科学技术出版社，2017.

[8] 周玖瑶，曾南. 药理学实验［M］. 2 版. 北京：中国医药科技出版社，2023.

[9] 胡还忠，牟阳灵. 医学机能学实验教程［M］. 北京：科学出版社，2023.

[10] 韦红华，林忠文. 机能学实验教程［M］. 北京：人民卫生出版社，2013.

[11] 白波，刘善庭. 医学机能学实验教程［M］. 北京：人民卫生出版社，2023.

[12] 周利玲. 医学机能学实验教程［M］. 北京：人民卫生出版社，2017.

[13] 朱丽红. 病理生理学实验指导及病例分析［M］. 广州：暨南大学出版社，2022.

[14] 刘玲. 高级病理生理学实验技术［M］. 北京：科学出版社，2023.

[15] 涂自智，刘欣. 病理生理学实验［M］. 武汉：华中科技大学出版社，2007.

[16] 王建枝. 病理生理学实验指导［M］. 北京：人民卫生出版社，2017.

[17] 刘振伟. 实用膜片钳技术［M］. 2 版. 北京：北京科学技术出版社，2016.

[18] Hill C L, Stephens G J. An introduction to patch clamp recording［J］. Methods Mol Biol，2021，2188：1-19.

[19] Noguchi A, Ikegaya Y, Matsumoto N. *In vivo* whole-cell patch-clamp methods：recent technical progress and future perspectives［J］. Sensors (Basel)，2021，21(4)：1448.

[20] Kornreich B G. The patch clamp technique：principles and technical considerations［J］. J Vet Cardiol，2007，9(1)：25-37.

[21] Kodirov S A. Whole-cell patch-clamp recording and parameters［J］. Biophys Rev，2023，15(2)：257-288.

[22] Segev A, Garcia-Oscos F, Kourrich S. Whole-cell patch-clamp recordings in brain slices［J］. J Vis Exp，2016，(112)：54024.

[23] Li Z, Sun T, He Z, et al. SCFAs ameliorate chronic postsurgical pain-related cognition dysfunction via the ACSS2-HDAC2 axis in rats［J］. Mol Neurobiol，2022，59(10)：6211-6227.

[24] 马晓宇，张艺瑶，王丽娜，等. 多通道在体记录技术—小鼠可推进式微电极阵列帽制作与植入手术［J］. 生理学报，2013，65 (6)：637-646.

[25] Buzsáki G, Anastassiou C A, Koch C. The origin of extracellular fields and currents--EEG, ECoG, LFP and spikes［J］. Nat Rev Neurosci，2012，13(6)：407-420.

[26] Einevoll G T, Franke F, Hagen E, et al. Towards reliable spike-train recordings from thousands of neurons with multielectrodes［J］. Curr Opin Neurobiol，2012，22(1)：11-17.

[27] Hatsopoulos N G, Xu Q, Amit Y. Encoding of movement fragments in the motor cortex［J］. J Neurosci，2007，27(19)：5105-5114.

[28] Lefebvre B, Yger P, Marre O. Recent progress in multi-electrode spike sorting methods［J］. J Physiol Paris，2016，110(4 Pt A)：327-335.

[29] Lu Y, Zhong C, Wang L, et al. Optogenetic dissection of ictal propagation in the hippocampal-entorhinal cortex structures［J］. Nat Commun，2016，7：10962.

[30] Wang L, Huang K, Zhong C, Wang L, Lu Y. Fabrication and modification of implantable optrode arrays for *in vivo* optogenetic applications［J］. Biophys Rep，2018，4(2)：82-93.

[31] Pocratsky A M, Nascimento F, Özyurt M G, et al. Pathophysiology of Dyt1-Tor1a dystonia in mice is mediated by spinal neural circuit dysfunction［J］. Sci Transl Med，2023，15(694)：e3904.

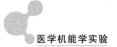
［32］ Lynch G S，Schertzer J D，Ryall J G. Therapeutic approaches for muscle wasting disorders ［J］. Pharmacol Ther，2007，113(3)：461-487.

［33］ Tsai L C，Wu Y N，Liu S Q，et al. Changes in muscle stress and sarcomere adaptation in mice following ischemic stroke ［J］. Front Physiol，2020，11：581846.

［34］ Dueweke J J，Awan T M，Mendias C L. Regeneration of skeletal muscle after eccentric injury ［J］. J Sport Rehabil，2017，26(2)：171-179.

［35］ Engler A J，Rehfeldt F，Sen S，et al. Microtissue elasticity：measurements by atomic force microscopy and its influence on cell differentiation ［J］. Methods Cell Biol，2007，83：521-545.

［36］ Hodges P W，Pengel L H M，Herbert R D，et al. Measurement of muscle contraction with ultrasound imaging ［J］. Muscle & Nerve，2003，27.

［37］ Zingg B，Peng B，Huang J，et al. Synaptic specificity and application of anterograde transsynaptic AAV for probing neural circuitry ［J］. J Neurosci，2020，40(16)：3250-3267.

［38］ 韩增鹏，施祥玮，应敏，等. 神经环路示踪工具病毒的研究进展 ［J］. 分析化学，2019，47（10）：1639-1650.

［39］ Rao X，Wang J. Neuronal network dissection with neurotropic virus tracing ［J］. Neurosci Bull，2020，36(3)：199-201.

［40］ Wall N R，Wickersham I R，Cetin A，et al. Monosynaptic circuit tracing *in vivo* through Cre-dependent targeting and complementation of modified rabies virus ［J］. Proc Natl Acad Sci U S A，2010，107(50)：21848-21853.

［41］ Callaway E M，Luo L. Monosynaptic circuit tracing with glycoprotein-deleted rabies viruses ［J］. J Neurosci，2015，35(24)：8979-8985.

［42］ Tervo D G，Hwang B Y，Viswanathan S，et al. A designer AAV variant permits efficient retrograde access to projection neurons ［J］. Neuron，2016，92(2)：372-382.

［43］ Luo L，Callaway E M，Svoboda K. Genetic dissection of neural circuits-a decade of progress ［J］. Neuron，2018，98：256-281.

［44］ Wu J，Cai Y，Wu X，et al. Transcardiac perfusion of the mouse for brain tissue dissection and fixation ［J］. Bio-protocol，2021，11(5)：e3988.

［45］ Behringer R，Gertsenstein M，Nagy K，et al. Manipulating the mouse embryo：a laboratory manual ［M］. 4th edition. New York：Cold Spring Harbor Laboratory Press，2013.

［46］ Gage G J，Kipke D R，Shain W. Whole animal perfusion fixation for rodents ［J］. J Vis Exp，2012，(65)：3564.

［47］ Hou Y，Zhang Q，Liu H，et al. Topographical organization of mammillary neurogenesis and efferent projections in the mouse brain ［J］. Cell Rep，2021，34(6)：108712.

［48］ Deisseroth K. Optogenetics ［J］. Nat Methods，2011，8(1)：26-29.

［49］ Fenno L，Yizhar O，Deisseroth K. The development and application of optogenetics ［J］. Annu Rev Neurosci，2011，34：389-412.

［50］ Deisseroth K. Optogenetics：10 years of microbial opsins in neuroscience ［J］. Nat Neurosci，2015，18(9)：1213-1225.

［51］ Li N，Chen S，Guo Z V，et al. Spatiotemporal constraints on optogenetic inactivation in cortical circuits ［J］. Elife，2019，8：e48622.

［52］ Britt J P，McDevitt R A，Bonci A. Use of channelrhodopsin for activation of CNS neurons ［J］. Curr Protoc Neurosci，2012，58(1)：16.

［53］ Guru A，Post R J，Ho Y Y，et al. Making sense of optogenetics ［J］. Int J Neuropsychopharmacol，2015，18(11)：79.

［54］ Adamantidis A，Arber S，Bains J S，et al. Optogenetics：10 years after ChR2 in neurons—views from the community ［J］. Nat Neurosci，2015，18(9)：1202-1212.

[55] Kim C K, Adhikari A, Deisseroth K. Integration of optogenetics with complementary methodologies in systems neuroscience [J]. Nat Rev Neurosci, 2017, 18(4): 222-235.

[56] Liechty K W, MacKenzie T C, Shaaban A F, et al. Human mesenchymal stem cells engraft and demonstrate site-specific differentiation after in utero transplantation in sheep [J]. Nat Med, 2000, 6 (11): 1282-1286.

[57] Hidalgo M, Amant F, Biankin A V, et al. Patient-derived xenograft models: an emerging platform for translational cancer research [J]. Cancer Discov, 2014, 4(9): 998-1013.

[58] Gordon J, Amini S. General overview of neuronal cell culture [J]. Methods Mol Biol, 2021, 2311: 1-8.

[59] Philippeos C, Hughes RD, Dhawan A, et al. Introduction to cell culture. Methods Mol Biol, 2012, 806: 1-13.

[60] Phelan K, May K M. Basic techniques in mammalian cell tissue culture [J]. Curr Protoc Toxicol, 2016, 70: A. 3B. 1-A. 3B. 22.

[61] Saribasak H, Arakawa H. Basic cell culture conditions [J]. Subcell Biochem, 2006, 40: 345-346.

[62] Phelan K, May K M. Mammalian cell tissue culture [J]. Curr Protoc Hum Genet, 2017, 94: A. 3G. 1-A. 3G. 22.

[63] Bustin S A, Benes V, Garson J A, et al. The MIQE guidelines: minimum information for publication of quantitative real-time PCR experiments [J]. Clin Chem, 2009, 55(4): 611-622.

[64] Livak K J, Schmittgen T D. Analysis of relative gene expression data using real-time quantitative PCR and the 2(-Delta Delta C(T)) Method [J]. Methods, 2001, 25(4): 402-408.

[65] Pfaffl MW. A new mathematical model for relative quantification in real-time RT-PCR [J]. Nucleic Acids Res, 2001, 29(9): e45.

[66] Tichopad A, Dilger M, Schwarz G, et al. Standardized determination of real-time PCR efficiency from a single reaction set-up [J]. Nucleic Acids Res, 2003, 31(20): e122.

[67] Bustin SA. Absolute quantification of mRNA using real-time reverse transcription polymerase chain reaction assays [J]. J Mol Endocrinol, 2000, 25(2): 169-193.

[68] Kubista M, Andrade J M, Bengtsson M, et al. The real-time polymerase chain reaction [J]. Mol Aspects Med, 2006, 27(2/3): 95-125.

[69] Costa J. Reacción en cadena de la polimerasa (PCR) a tiempo real [J]. Enferm Infecc Microbiol Clin, 2004, 22(5): 299-305.

[70] Singh C, Roy-Chowdhuri S. Quantitative real-time PCR: recent advances [J]. Methods Mol Biol, 2016, 1392: 161-176.

[71] Moreno V, Smith EA, Piña-Oviedo S. Fluorescent immunohistochemistry [J]. Methods Mol Biol, 2022, 2422: 131-146.

[72] Hussaini H M, Seo B, Rich A M. Immunohistochemistry and immunofluorescence [J]. Methods Mol Biol, 2023, 2588: 439-450.

[73] Ramos-Vara J A. Technical aspects of immunohistochemistry [J]. Vet Pathol, 2005, 42(4): 405-426.

[74] Magaki S, Hojat S A, Wei B, et al. An introduction to the performance of immunohistochemistry [J]. Methods Mol Biol, 2019, 1897: 289-298.

[75] Ramos-Vara J A. Principles and methods of immunohistochemistry [J]. Methods Mol Biol, 2017, 1641: 115-128.

[76] Kurien B T, Scofield R H. Western blotting [J]. Methods, 2006, 38(4): 283-293.

[77] Hnasko T S, Hnasko R M. The Western blot [J]. Methods Mol Biol, 2015, 1318: 87-96.

[78] Hirano S. Western blot analysis [J]. Methods Mol Biol, 2012, 926: 87-97.

[79] Towbin H, Staehelin T, Gordon J. Electrophoretic transfer of proteins from polyacrylamide gels to nitrocellulose sheets: procedure and some applications [J]. Proc Natl Acad Sci U S A, 1979, 76(9): 4350-4354.

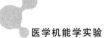

［80］　Mishra M，Tiwari S，Gomes A V. Protein purification and analysis：next generation Western blotting techniques ［J］. Expert Rev Proteomics，2017，14(11)：1037-1053.

［81］　Kurien B T，Scofield R H. Western blotting：an introduction ［J］. Methods Mol Biol，2015，1312：17-30.